U0268711

解密经典老药

传世名方

吴丽丽 编著

人民卫生出版社

图书在版编目（CIP）数据

解密经典老药传世名方 / 吴丽丽编著. — 北京：
人民卫生出版社，2020
ISBN 978-7-117-29168-2

Ⅰ.①解… Ⅱ.①吴… Ⅲ.①验方 – 汇编 Ⅳ.
①R289.5

中国版本图书馆 CIP 数据核字（2019）第 248189 号

人卫智网	www.ipmph.com	医学教育、学术、考试、健康，
		购书智慧智能综合服务平台
人卫官网	www.pmph.com	人卫官方资讯发布平台

解密经典老药　传世名方

编　　著：吴丽丽
出版发行：人民卫生出版社（中继线 010-59780011）
地　　址：北京市朝阳区潘家园南里 19 号
邮　　编：100021
E - mail：pmph @ pmph.com
购书热线：010-59787592　010-59787584　010-65264830
印　　刷：三河市宏达印刷有限公司（胜利）
经　　销：新华书店
开　　本：710×1000　1/16　印张：10
字　　数：149 千字
版　　次：2020 年 1 月第 1 版　2020 年 1 月第 1 版第 1 次印刷
标准书号：ISBN 978-7-117-29168-2
定　　价：39.00 元

打击盗版举报电话：**010-59787491**　**E-mail：WQ @ pmph.com**
质量问题联系电话：010-59787234　**E-mail：zhiliang @ pmph.com**

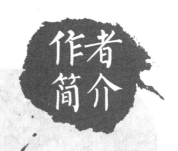

作者简介

　　吴丽丽，医学博士，广州中医药大学教授、博士研究生导师，广东省中医药学会基础理论专业委员会常委、广东省中西医结合学会实验医学专业委员会常委、广东省中西医结合学会肿瘤心理学专业委员会常委。已在 SCI 源期刊及国内中文核心期刊上发表论文 100 余篇，主编、参编 10 部学术著作和国家级规划教材。曾荣获广东省科技进步奖二等奖、广东省教育教学成果奖二等奖、广东省教育厅优秀教学课件二等奖、广州中医药大学教师讲课竞赛一等奖、广州中医药大学优秀科技工作者及广州中医药大学"学生心目中的好老师"等奖励和荣誉称号。主要从事中医内科杂病、中医妇科疾病以及亚健康状态的临床治疗与研究工作。

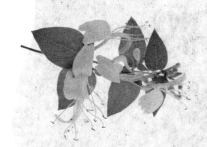

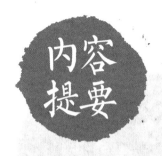

名方之所以为名方，除了因它已经过几百年乃至几千年的临床使用，被证实疗效确切外，还在于每首名方的构建都蕴含着深刻的哲理和医理。名方常常被制成膏、丹、丸、散等不同剂型的成药，现如今，很多药店甚至便利店中，都有中医名方成药的销售。本书从众多名方中精选了一批代表性强、使用频率高且应用范围广的名方成药，细心解读每一首名方，以求让更多的人能真正认识名方，并能更好、更准确地使用名方，在切身体会古人高深医理、哲理的意境中，尽享我们的健康人生！

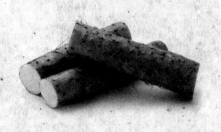

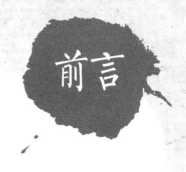

前言

　　中医药是中华民族的瑰宝，在数千年的临床实践过程中，我们积累了不少安全、方便、效果显著的老药名方，它们是历代医药学家经过千百年医疗实践创造、总结的有效方剂精华，可谓"久经考验"，这些老药名方的应用在我国有着悠久的历史，至今仍发挥着重要的作用。

　　很多老药名方被加工成了中成药，并且这些中成药大多数为非处方药。也就是说，这其中的很多中成药无须医生的处方，患者就可以在药房买到。相对于中药水煎剂来说，中成药无须煎煮且方便携带，更重要的是，这些中成药在服用时不存在像服用水煎剂时特有的异味刺激，这些因素使得中成药更便于患者服用。

　　此外，一般情况下，中成药每次需用的中草药量远远少于中药煎剂，相较于中药煎剂而言，具有少量长期服用的特点，可主要用于慢性病及体质的调治，尤其是在症状被控制后的病后恢复阶段，其运用更为适合。俗话说得好，"病来如山倒，病去如抽丝"，多种因素作用于人体，经过一定的时间积累才会导致疾病，因此治疗疾病也理所当然地需要一定的时间。中成药显然是非常契合这类情况的。

中成药是基于中医理论创立，并在中医理论指导下进行运用的，但大多数老百姓对于中医基础知识的理解却很有限，再加上很多中成药的说明书存在中西医病名及中西医症状等术语混杂的现象，这些情况常会妨碍中成药的有效应用。实际上，西药通常是针对西医的病症而设，而中成药则是针对中医的"证"而设。所谓"证"，实际上是指一类病理状态，它可散见于多种西医病症当中，但同时需要注意的是，同一个西医的病症，针对不同的患者、不同的疾病阶段，会是中医不同的"证"，这就造成在中成药的合理使用上会出现一些困难。

本书主要介绍一些常用且基于老药名方开发的中成药，并介绍了这些方药创立所基于的中医理论，以期读者在使用名方及中成药时能更加合理、有效。

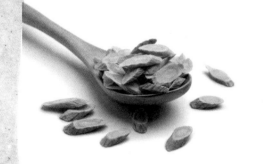

编者

2019 年金秋于广州

目录

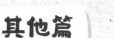

御邪篇

　　在本篇中，我们主要介绍用于治疗外感风热邪气的桑菊饮、银翘散，针对热毒邪气的西黄丸，针对外感风寒的通宣理肺丸，针对外感暑湿邪气的藿香正气散，针对虚人感冒的小柴胡汤，针对风寒邪气郁而化热或风温邪气侵袭的柴葛解肌汤，以及针对湿热邪气的二妙丸类方。

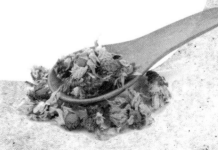

桑菊饮

桑菊饮是中医临床治疗风热感冒轻证及外感风热咳嗽常用的一首方剂。

桑菊饮是由清代著名温病四大家之一的吴鞠通所制，出自《温病条辨》这本著作。

方剂组成如下。

桑叶 7.5 克，菊花 3 克，杏仁 6 克，连翘 5 克，薄荷 2.5 克，桔梗 6 克，甘草 2.5 克，芦根 6 克。

——《温病条辨》

从方名中便可一目了然，桑菊饮的主药是桑叶和菊花。这两味主药有着共同的特点，都与秋季有密切的关系。入药的桑叶以夏秋再生者为上，霜后采之，也就是农历节气霜降前后采摘，以经霜者质佳，称"霜桑叶"；而菊花是九月花，在秋季盛开，常称为秋菊。这二者都得了自然界的"秋气"。秋在五行中属金，对应人体的肺金系统。五行中，金气主降，故而秋天落叶，秋天最后一个节气是霜降（气肃而霜降），整个自然界的能量下降到土层，因此地面上温度越来越低，生命迹象也越来越不明显，树枝逐渐变得光秃秃的。人体内肺的气降突出表现为肺能吸入自然界中的清气（含氧的空气）。万物都有阴阳相反的两面，肺金虽然以肃降为主，但是因其由肺泡组织构成，肺体空虚、质轻，古人讲"肺得水而浮"，现代解剖学也表明肺质软而轻，呈海绵状，富有弹性，内含空

气，比重小于水，故浮水不沉。因肺质轻上浮，故有宣发作用，也就是与肃降相反的向上向外的作用，宣发作用突出表现为肺能呼出体内浊气（二氧化碳等废气），二者合起来就是中医所说的肺主宣发肃降。肺通过宣发肃降作用，完成其呼吸作用。

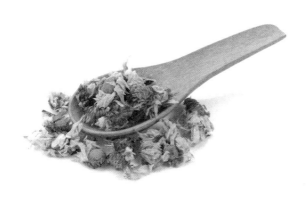

• 菊花

　　而我们刚刚提到的桑叶、菊花两味药，一方面得到自然界秋天肃降、清凉之金气。尤其是桑叶，在《百草镜》一书中记载桑叶："须大雪压过，次日雪晴采下，线穿悬户阴干，其色多青黑色，风吹作铁器声，故名铁扇子。"铁本身是金属，这种采摘与保管方式就是要增强桑叶的"金"气。另一方面，由于桑叶、菊花都质轻，故而也具有宣发升散的作用。桑叶、菊花都可以宣散外感的风热邪气，但由于其清热效果不如银翘散中的金银花、连翘，因此只能用于风热感冒初期，发热不明显或不发热的情况。但在治疗风热外感症时，桑菊饮也有银翘散不可比拟的优势，那就是利用桑叶、菊花的肃降、清凉之金气，金能克木，防止风热邪气侵犯人体的肝木系统（肝在五行属木）出现肝经风热病证。

　　吴鞠通在解释桑菊饮制方原理时，就强调过桑叶平肝风的功效，说："桑得箕星之精，箕好风，风气通于肝，故桑叶善平肝风"。箕星即箕宿，是二十八宿中东方青龙七宿的最后一宿，在青龙尾巴那里，箕指的是龙尾摆动所引发的旋风。东方青龙对应的是五行中的"木"，与"肝""风"同类。肝开窍于目，风为阳邪，势必走上，风热之邪，侵袭肝经，循经上扰头目，出现头昏、头痛、目赤、目痛及流泪等症。所以，桑叶和菊花都有非常好的明目、治疗眼病的功效，对于用眼过度、老花眼、流行性结膜炎都有很好的治疗作用。慈禧太后晚年经常吃的"明目延龄丸""明目延龄膏"就是用桑叶与菊花两味药制成的，两种剂型交替服用，可起到护眼明目的效果。

此外，由于桑叶、菊花两味药都既能肃降又能宣散，因此对于风热邪气侵袭人体，影响肺的宣发肃降，出现呼吸障碍的咳嗽，有很好的治疗作用。一方面能宣散风热邪气，另一方面能清泄肺热，使肺的宣发肃降正常，呼吸正常，故而可以治疗风热犯肺引起的咳嗽病症。尤其以桑叶调整肺的宣发肃降功能效果明显，临床中会用桑叶治疗尘肺病，能够明显改善患者的咳嗽、咳痰、胸痛、咯血及呼吸困难等症状。

接下来，我们看看杏仁这味药。杏仁是杏的果仁，果仁都富含油脂，有滑润的作用。肺就其特性来说是喜润恶燥的，润则下，有利于肺的肃降作用，防治肃降不及所导致的咳喘症状，尤其是喘。杏仁可以改善因肺气不能下降而出现的胸闷起逆症状。杏仁这种润下的作用，还可以用于改善与肺相表里的大肠，起到润肠通便的作用。自《伤寒论》开始，古人用杏仁入药的时候，常要提一句"去皮尖"，即除去杏仁表面褐色的皮，露出白色且光泽的内核，与古人对肺的描述"肺叶白莹"，两者物象相通，加强了杏仁与肺之间的关联。现代科学研究表明，甜杏仁能促进皮肤微循环，使皮肤红润光泽，具有美容的功效。这在古人看来就不是什么新鲜事情，因为杏仁能够助养人体肺系统，肺在体合皮，而皮肤本身就属于肺系统。去尖的目的又是什么呢？是构建一个兑卦，我们看下兑卦的形状，就知道"兑上缺"的意思了，兑卦最上面是一个虚线的"阴爻"，而非实线的"阳爻"，兑卦代表的是金、肺、泽。因而，杏仁去尖后，物象上形成兑卦，加强肺金肃降之气，同时有水泽的润下之意，可见古人心思之巧妙。

兑：兑上缺

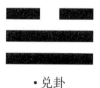

• 兑卦

那么，在何种情况下，我们需要使用桑菊饮呢？

1. **风热型感冒轻证**　与银翘散主治的风热感冒比较，桑菊饮主治的感冒程度较轻。桑菊饮的解表能力比银翘散要弱。适用于桑菊饮的风热感冒患者可出现发热，但一般热度不高，甚至体温并不升高。口微渴，可出现头昏、头痛、目赤肿痛或者晨起眼分泌物较多的情况。一般咽喉症状不突出，可表现为热邪伤及肺络，出现咳嗽。由于桑菊饮用药温和，临床上有将其应用于妊娠期风热感冒的病例，效果也不错，但还是需要在专业医生指导下使用才比较安全。

2. **感冒后咳嗽**　桑菊饮有很好的止咳平喘、疏散风热邪气的作用。因此，对于感冒后期出现的余邪不尽、侵扰肺络及咳嗽气喘，桑菊饮是很好的选择。很多人都会有这样的经历，感冒经治疗以后，发热、头痛等急性症状消失，却仍遗留有咳嗽未愈或咳嗽较之前加重的情况，会出现很长一段时间的反复咳嗽，尤其对于小孩、老年人及体质比较弱的人群尤为常见。一般表现为咳嗽频作而剧烈、咳声高亢粗糙或咳声嘶哑，咽喉可出现干燥疼痛、咯痰不爽、痰黄稠而黏，同时可伴有咳时汗出、鼻流黄涕、口渴、头痛、身热及怕风等感冒症状。

3. **皮肤瘙痒**　桑菊饮可以用于皮肤瘙痒的辅助治疗。因为其中桑叶、菊花可疏散在表的风热邪气。风邪侵袭肌表，容易引起皮肤毫毛动摇，出现瘙痒症状。风邪引发的瘙痒特征：瘙痒游走不定，时发时止，遍体作痒，抓破血溢，随破随收，发病急。临床上出现玫瑰糠疹、干燥性湿疹、皮肤瘙痒或皮屑脱落等症状时，可考虑使用桑菊饮辅助治疗。也可以采用桑菊饮熏洗患处皮肤的方法，疏散局部风热，改善症状。

4. **电子产品过度使用引起的眼部疾患**　现在是信息时代，很多人的工作、生活都离不开电脑、手机等电子产品。长时间对着这些电子产品，会导致用眼过度，容易出现眼睛干涩、疼痛，时间过长还可导致视力减退。电子产品的辐射相当于中医的风热邪气，作用于眼。肝开窍于目，因此可认为这些眼部病症是一种肝经风热证，使用桑菊饮可以及时解决这种风热邪气对于眼部的影响。

桑菊饮相关中医理论解析——温邪上受，首先犯肺

"温邪上受，首先犯肺"这一说法是由与吴鞠通齐名的清代温病四大家之一的叶天士提出的。所指的温热邪气，是一种属阳的邪气，容易侵袭人体的上部，从人的口、鼻侵入，也就是从人体的消化道、呼吸道侵入；另外，它也容易从人体体表侵入，也就是从皮肤与肌肉之间的纹理与间隙（即中医所说的腠理的概念）侵入人体。这句话明确指出温热病初起，病位在肺。这也是桑菊饮治疗风热外感把重心放在调整肺宣发肃降上的缘由。

在人体五脏——心、肝、脾、肺、肾中，肺的位置最高，被称为"华盖之脏"，华盖本意指帝王的车盖，即古代君王出门时，展开于头顶或车上的华丽的伞盖。古人在描述肺的位置时，说它位于胸腔，覆盖着五脏六腑，借用华盖一词形容，一方面非常形象地突出了肺在脏腑中位置最高的特点，另一方面又说明肺是人体脏腑的第一道防护线。肺通过它的门户——喉，直接与口鼻相通，且肺在体合皮，从皮毛、腠理、口、鼻侵入的邪气可以直接影响到肺。与身体其他脏器相比较，肺是唯一与外界相通的脏器，基本可以算作是"暴露"在外界环境中。外在病邪、汽车尾气、大气污染、尘埃扬灰及雾霾等均可直接进入肺部，影响到肺的正常呼吸功能。

中医又把肺称为娇脏。从脏器质地来看，肺比较柔软，湿润光滑而富有弹性，尤其在充气时尤见空虚、单薄，娇嫩柔软。古人称肺为清虚之体，不容纤芥。这一点，我们很多人都有体会，若在吃饭时不集中注意力，有东西呛到气管，就会马上引起剧烈咳嗽；空气质量不好时，很多人也会容易出现呼吸系统症状。肺主呼吸，呼之则虚，吸之则满，本身只受自然界的正气，不受自然界邪气，邪气侵犯，就会出现呛咳。

经济的高速发展所带来的空气质量的恶化，雾霾天气现象在大中城市的出现，让我们的肺也在经受着巨大的挑战。此时，我们更需要警醒，时时注意对肺这一娇脏的悉心护养，及时清理犯肺的邪气，为自己调养出一个干净的肺来。

银翘散

银翘散是中医临床治疗风热感冒常用的一首方剂，是由清代著名温病四大家之一的吴鞠通所制，出自《温病条辨》这本著作。

方剂组成及用法如下。

连翘9克，金银花9克，苦桔梗6克，薄荷6克，竹叶4克，生甘草5克，荆芥穗5克，淡豆豉5克，牛蒡子9克。

上杵为散，每服六钱，鲜苇根汤煎，香气大出，即取服，勿过煮。肺药取轻清，过煮则味厚而入中焦矣。病重者，约二时一服，日三服，夜一服；轻者三时一服，日二服，夜一服；病不解者，作再服（现代用法：按原方比例酌情增减，改作汤剂，水煎服；亦可制成散剂服用）。

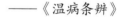

——《温病条辨》

从方名可以看出，金银花和连翘是此方的主药。连翘用的是连翘树种子的外壳，长在连翘树枝茎的末端，侧面有窄翅，质地很轻，名字中用的"翘"字很形象地让你一下就能够联想到连翘高高挂在枝端、小小翅膀翘起的样子。金银花是忍冬科植物忍冬的花蕾，由于花开初期为白色，后转为黄色，故名。花开于枝端，质地也很轻。质轻气浮就是这两味主药的共同特点。

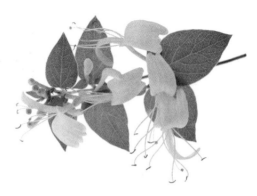

·金银花

作为治疗外感风热表证的银翘散为何要用这样两味主药呢？

首先从风邪、热邪特点来看，中医有风性轻扬、火性升腾的理论。我们在生活中都能直接地观察到树枝随风摇动，最先摇动、最容易受风影响的一定是顶端枝叶；而热气也是向上升腾的，常说的热气腾腾就是这个原理。这两种邪气都有向上的运动趋势，当风热邪气开始侵袭人体的时候，最容易影响人体的上部组织器官。

在《黄帝内经》中有对人体全身组织器官上下进行划分的理论，就是部位"三焦"理论，将人体从上到下分为上焦、中焦、下焦三部分。上焦指的是人体分割胸腹的膈肌以上的部分，《黄帝内经》用"上焦如雾"四个字概括上焦精微物质运行的特点，如自然界之雾露蒸腾弥漫。

根据上焦的特点，吴鞠通提出"治上焦如羽，非轻不举"。指的就是上焦位高，用药时宜取轻清上浮之品，恰若羽毛之轻者方可清扬上达上焦，而达升清发散之效。银翘散就是根据这样的治疗策略而设立的，这也是为何选用质轻气浮的连翘和金银花作为主药的缘由。并且整首方药的用量很轻，每次只服6钱，也就是18克。煎煮服用方法上更是宜轻煎频服，原方提到"用鲜芦根汤煎""香气大出即取服，勿过煮"，就是指单位时间内药物浓度不要过于醇厚，以免使得药气下行。实验证明，煎煮时间对银翘散中挥发性成分的蒸发速度影响较大，一般来说煮开后再煮5分钟左右，则香气大出，此时药效最好，药液中所含挥发性成分较多。而这些挥发性成分从中医来看，其作用趋势就是向上向外，有助于驱散在上和在表的邪气。若煮开后再煮到 10 分钟左右时，其中挥发性成分的平均蒸发速度最大，散失也最快，到 15 分钟左右，则香气基本变淡，挥发性成分基本逸散，药效也就基本消失了。

接下来的问题：金银花和银翘是可以作用于上焦的，但它们又是如何解决风热邪气的呢？

金银花、连翘都性凉，可用于清热，并且具有抗炎、抗菌、抗病毒的功效。我们可以把它们看作是天然的广谱抗菌、抗病毒药物。中医针对这种病毒、细菌、真菌的处理方式和西医学有所不同，它并不是采用对抗、直接杀死这种比较"极端"的方式，而是采用"驱逐"的方式，逐邪外出。可能恰恰是这种温和的方式，使得中医的清热解毒药物不易存在耐药性的问题，有着几千年历史的中药，如今仍然可以用来治疗已经变异无数次的病毒所致的疾病。

"凡逐邪者，随其所在，就近而逐之"，这句话告诉了我们中医祛邪的基本原则——走近路，别绕弯。在上焦、在表的邪气当然是从皮毛表散最为便捷。连翘性凉，具有升浮宣散之力，进入机体可以使得人体上部及体表气血流通，防止风热邪气聚集而导致的血凝气聚。"翘"本身就有仰起的意思，连翘可以开启人体上部和体表被邪气堵住的孔窍与汗孔，使邪气有出路。

桂枝和连翘是中药解肌药中比较有代表性的两个，二者都可以使体表气血流通、血行加速，这样就可以打开体表的腠理（皮肤与肌肉之间的纹理与间隙）以及汗孔，中医把这种功能称为"解肌"。桂枝性温，适用于风寒表证，使风寒邪气从肌表而出；而连翘性凉，适用于风热表证。

清代著名中医张锡纯曾经做过这样的临床试验，使用 1 两连翘，也就是现在的 30 克，可以使人在 12 小时内周身不断发出微汗；若只用两三钱连翘，即 6 ~ 9 克，放于有薄荷的方剂中，可使薄荷发汗之力绵长。因此，银翘散中连翘与薄荷的搭配，旨在祛邪外出。汗出后其病即愈，且不复有外感之热存留。

中医认为"喉为肺之门"，是呼吸出入的要道。外感邪气入肺则易伤喉；从西医学来看，咽喉处有扁桃体、淋巴结、黏膜相关淋巴等免疫器官及组织，细菌、病毒入侵时，会引起免疫激活，出现炎症反应，因此外感表证，尤其是风热表证非常容易出现咽痛、咳嗽有痰等局部症状。银翘散中桔梗、甘草、牛蒡子及薄荷都有很好的利咽、祛痰、消肿及排脓的功效，这是银翘散中专设用于解决风热型感冒咽喉症状的一组药物。

这里我们重点看看桔梗、甘草的搭配。俗语有"甘草桔梗，专治喉咙"一说，这样的配伍并非是吴鞠通先生的首创，而是医圣张仲景在《伤寒论》中的制方。《伤寒论》中记载："少阴病二三日，咽痛者，可与甘草汤；不差者，与桔梗汤。"就是说，少阴病的咽痛一开始可以用甘草单味药进行治疗，如果没有效果，就用桔梗汤，桔梗汤就是桔梗与甘草的搭配。这一搭配应用于治疗咽喉病症，可谓历史悠久。

甘草，味甘，作用于咽喉，主要是依据中医"甘能缓急"的理论，缓解咽喉部因受刺激后引起痉挛水肿，而出现的咽痛、有堵塞感或者咽喉刺激性咳嗽症状。新中国成立后，用甘草浸膏粉制成的中成药——甘草片，成为价廉效高的常用药，很多患者在出现咽喉疼痛或咽喉刺激性咳嗽时都喜欢含服它，效果甚好。

桔梗，根部外白内黄，味辛，这都属于五行中"金"的特质，五脏中肺属金，中医认为同气感召，也就是说同类的能量可以相互影响，因此说桔梗可以作用于肺金系统。辛味本身有发散的作用，并且从中药药性角度分析，古人认为桔梗具有非常显著的载药上行的作用，被称为"舟楫"，因此桔梗主要的作用趋势是向上向外，也就是要向上向外打开肺金系统，"开盖子"，祛邪外出。

在银翘散中，就桔梗的作用部位来说，因为其作用于肺金系统，且主要是向上和向外的发散作用，而喉为肺之门，肺在体合皮，咽喉与皮肤是肺金系统中能体现向上和向外作用的两个部位，也是桔梗发挥功效的"靶点"。因此，桔梗能将壅聚在咽喉部的风热邪气向上向外驱散，起到消肿散结、治疗咽喉疼痛的效果，也能缓解肺系统由于被邪气壅堵而出现的胸闷症状。同时，皮肤也是桔梗作用的重要部位。在此借用古人对桔梗使用的另一重要思路来剖析一下：古人有一首方剂叫作排脓散，其中用到鸡子黄和桔梗两味药，这两味药的使用非常有意思，鸡子黄就是鸡蛋黄，内有物象，古人认为其像脓，而托脓外出靠的就是桔梗，桔梗味辛、色白，归肺与皮毛，入肺畅达皮毛，脓自当以出皮毛为顺。而且这里的皮肤，不仅仅包括外在的皮肤，还应包含有人体内在的一些黏膜组织，更进一步延伸，中医认为脓与痰属于同类，因而桔梗能帮助排出肺系统中一些黏膜组织的分泌液，具有化痰、排痰的功效。西医学中的化脓性扁桃体炎、咽喉红肿发炎都可以应用桔梗这一功效。

另外，银翘散需要在煎煮方法上加以注意。煎煮时不是用普通的水作为溶剂，而是用鲜芦根汤煎，就是用新鲜芦苇根煎出来的水煮药。这其中有何玄妙之处呢？

芦根为禾本科植物芦苇的根茎，主要生长在低洼、湖边、河边溪流或潮湿地带，全国大部分地区均有分布。其质轻、色白，周壁可见排列成环的细孔，这就与肺属金、色白、质轻、结构中空相似了。另外，肺系结构中的皮肤有腠理、汗孔等空隙，由此，古人就将芦苇与肺金相关联了。可是芦苇的根在水底，又如何能作用于上部的肺呢？古人通过实践发现，芦根善升，其上升之力可至脑部，可治疗大头瘟，更何况是上升到肺。

芦苇作为水生植物，其性凉，又味甘多液，能滋养肺阴，防止温热邪气损伤人体的津液。风热型感冒患者，在发热时，因为体温上升会使水分流失，这就属于中医所说的热邪煎熬津液，很容易出现口渴、尿短赤等问题。我们平时都知道，感冒发热多喝水能促使身体散热，像芦根汁液这种甘寒、通透的津液，效果自然比普通的水强得多，这也就是银翘散使用芦根水煎药的玄妙之处了，真是让人不得不感慨吴鞠通先生心思的巧妙。到了风热邪气较多的春季，民间有"春饮芦根水，夏饮绿豆汤，百病不生更硬朗"等谚语，这也是老百姓生活智慧的体现。而我们在市场上买的银翘颗粒或银翘片，制药过程中并没有运用到芦根，因此我们在服用这些中成药时，可以饮用一些芦根或蔗根水，以起到清热生津的作用，提高疗效。

那么，在何种情况下，我们需要服用银翘散呢？

1. **风热型感冒** 患者见发热、面微赤，无汗或者有汗，汗出不畅，汗出而热不退，口微渴，前门牙较干，咽红，咽痛，舌边间红及脉搏较快等症状。这种有明显外感热邪且有咽喉症状的情况下，是最适合运用银翘散的。这种感冒发热患者，特别是春季流行性感冒，风热型感冒比较常见，在服用银翘散时，最好要频服，即每3小时服用1次，直至退热。

2. **小儿手足口病**　是一种病毒感染性疾病，具有传染性，一年四季都可以发生，以夏季高发。发病初期可见发热，手、足、口、臀部出现皮疹或疱疹。这实际上属于中医风热邪气感染，只是这种风热邪气属于中医"疫气"的范畴，与一般的风热邪气比具有传染性、致病力强的特点。在初期处理的时候，可以使用银翘散作为辅助治疗剂，防止其进一步恶化。

3. **急性咽炎**　是咽部黏膜及黏膜下组织的急性炎症，常累及咽部淋巴组织，出现淋巴结肿大等症状，是临床常见病、多发病。主要由病毒、细菌感染引起，也可因张口呼吸、抽烟、酒精、高温、粉尘、烟雾及刺激性气体等非感染因素引发。急性咽炎的主要症状是咽痛或咽部有异物感，检查可发现咽部红肿，喉底有颗粒状突起。因为银翘散中有大量针对咽喉部风热邪气壅滞而引发炎症的药物，从而有很好的利咽、消肿、散结作用，对急性咽炎的治疗有很好的针对性。

4. **小儿抽动症**　是好发于儿童的神经精神障碍性疾病，近年来发病率越来越高。其症状主要表现为身体某部位或者肌群突发快速地不自主抽动，多伴有口中频繁发声。如果与中医肺系相关的器官组织出现明显的不自主抽动，比如频繁出现不自主地耸肩、清嗓子、吸鼻子或咧嘴，或平时容易出现感冒、易打喷嚏、鼻咽部经常发痒的症状，这就说明此患儿的呼吸系统薄弱，属于中医所说的"小儿肺常弱"。外在风邪容易侵袭影响到肺，"风性主动"，引发躯体不自主运动，因而应用银翘散这样一个针对肺系、以疏散风邪邪气为目的的方剂显然是再恰当不过的。因此，可以将银翘散作为一种辅助治疗剂，只是服药时间可能要稍长一些。

5. **急性扁桃体炎**　多见于小儿，是由于细菌、病毒感染引起的。一般是在受凉、劳累、体质虚弱等因素影响，身体抵抗力降低时，引起细菌、病毒大量繁殖，从而出现化脓性扁桃体炎。该病起病急，咽痛明显，多伴有高热、怕冷，体温一般较高，可以达到39℃以上，检查可发现扁桃体肿大、充血，表面有黄色脓性分泌物，有时还伴有颌下淋巴结肿大、按压疼痛等体征。银翘散因其有明确抗菌、抗病毒效应，能利咽、消肿、排脓，在急性扁桃体炎发病初期使用，效果较为理想。

银翘散相关中医理论——甘能缓急

中医理论的"甘能缓急"主要是指甘味药物所具有的和缓、舒解效应。甘为缓和之味的原因在于其五行属土，土性具有缓和的特性。在五行体系中，土居中央，其上为火，其下为水，水火寒热相对，而土居水火之间，可平衡水火；土居中央，其左为木，其右为金，木升金降，土居木金之间，可平衡升降，使得水火、金木偏性不突出，达到和缓效应。另外，从季节与五行相应来看，中国古代除了有春、夏、秋、冬四季以外，还有一个属土的长夏季节，这一季节指每个季节交替的18天，古人所说的"长夏寄于四行"就是这个意思。那为什么每个季节交替的时候属于长夏呢？这是因为它符合土性的缓和之性，使得季节与季节交替非常缓和，例如我们常常在不知不觉中发现春天已经来了，或夏天已经到了。古人还会利用土性的缓和之性解毒，中医认为，所谓毒就是偏性太强，比如为什么附子有毒？是因为它是大辛大热之品。古人治疗误食河豚中毒时，有个处理方法，就是挖个坑，把人胸以下埋在土里，这里姑且不论此处理方法是否科学，我们主要是想看看古人的治疗思路，此法就是出于想借用土的缓和特性来解毒。

甘味属土，具有缓和效应，甘能缓急这一治疗理念在临床应用较为广泛。比如甘草，作为所有药物当中甘味最正的一味药，广泛应用于各个方剂，使得整个方中有寒热、升降、补泻、动静作用的不同药物能够缓和各自偏性，团结一致，解决病症，因而甘草被称为药中国老，也就是和事佬。此外，甘草还可以用于解毒，比如附子有毒，在大剂量使用附子的时候，常配以等量或半量的甘草，用于缓解附子的毒性。此外，中药制剂中常常将银翘散制成蜜丸，就是用蜂蜜这种甘味的食物来缓解药物的偏性，所以许多中医使用的蜜丸常常可以长期服用。在临床治疗中，当某些脏腑功能过强时，也可利用甘味药来缓解。《黄帝内经》中就有"肝苦急，急食甘以缓之""脾欲缓，急食甘以缓之"等说法。比如在服用小建中汤时出现腹部疼痛，就可以用饴糖来缓解；出现腿部抽筋疼痛（肝在体合筋），可用芍药甘草汤治疗；甚至生活中因膈肌异常运动而出现打嗝时，我们也可以利用"甘能缓急"的原理，喝杯糖水或者吃些甜食来解决问题。

西黄丸

西黄丸，原名犀黄丸，出自清代王洪绪所著的《外科证治全生集》。方剂组成及用法见下。

牛黄（犀黄）0.9克，麝香4.5克，乳香、没药（各去油，研极细末）各30克，黄米饭30克。

捣烂为丸，忌火烘，晒干，陈酒送下三钱。患生上部，临卧服；下部，空心服。

——《外科证治全生集》

犀黄，就是牛黄的别名，这个名字其实是一个字误，古人用的是"西黄"。好的牛黄出于高丽，也就是现在的朝鲜半岛，高丽牛大，所出之黄最美。现在，韩国的清心丸就用的是高丽的牛黄，这种牛黄叫东牛黄，价格昂贵；相对来说，中国的青海省、西藏自治区一带也多出牛黄，成色相对东牛黄稍差，这里的牛黄被称为西牛黄，后来误将"西"写为"犀"，故称为犀黄。显然，从方名就可以知道，牛黄是这一中成药的主药。现在一般认为，牛黄是牛的干燥的胆结石。宰牛时，如果发现有牛黄，通常会滤去胆汁，迅速将牛黄取出，因为如果不迅速的话，牛黄就会因胆汁浸润而变黑。将牛黄取出后，除去表面的薄膜，先包裹一层灯心草或通草丝，然后再包裹一层毛边纸，其目的是古人所说的"无令见日月光"，也就是我们现在说的避光。随后，需将牛黄置于阴凉处自然阴干，切忌使用风吹、日晒、火烘等方式干燥，因为这些方式会引起牛黄破裂或变色。经自然阴干后所得的，就是药用天然牛黄了。但是，由于天然牛黄货源较少，随着科技的发展，现在除了天然牛黄外，还有人工合成的牛黄，其为按照牛黄的成分，从牛胆汁或者是猪胆汁中提取、加工而成。目前市面所售的西黄丸主要用的就是人造牛黄。

谈到牛黄的品质，古人是非常讲究的，认为杀牛后所取牛黄苦寒有毒，服之无益，品质并不是最好的。最讲究的取牛黄的方法是在活牛上取。首先，要判断哪头牛体内有牛黄，其标准是"牛有黄，身上夜视有光，眼如血色，时时鸣吼，恐惧人，又好照水"，也就是说体内有牛黄的牛，晚上在黑暗中可见其体表微微发亮，眼发红，喜欢鸣吼，怕人，喜欢照水。取牛黄时，需准备一盆水承接，大声冲它呼喝，吓它，刺激它将牛黄吐出掉入水中。这种方法，如今我们会觉得很不可思议，但古人将其描述得活灵活现，应该是有一定事实依据的。这种方法现在已然不用了。

好的牛黄表面要有珠光色，黄土色无光泽者差。还有一种牛黄表面为金黄色或棕黄色，深浅不一，细腻而稍有光泽，外部有一层黑色光亮的薄膜，被称为"乌金衣"，品质上乘。由于天然牛黄量少，价格昂贵，故而常常有伪品出现。古人常采用一种称为"透甲"或"挂甲"的方法来辨别天然牛黄的真伪：取少许牛黄粉末，用清水和成糊状，涂在指甲上，若能将指甲染成黄色且染色经久不褪，是为真品。

在西黄丸中，牛黄的功效主要是清热解毒、化痰散结。牛黄吃起来先苦后甘，清香而凉。苦味能清热，在牛黄炮制过程中不使用日晒、火烘等方式干燥，也是怕影响它的寒凉性质。古人谈到牛黄解毒功效时说"方春疫疠，牛饮其毒则结为黄，和气流行则牛无黄，宗忠简之言是也。然黄非为牛病者，特为牛御病耳。"这段话的意思是说，在传染性致病菌或病毒肆虐的时候，牛体内容易产生牛黄，但是牛产生牛黄并非牛生病了，而恰恰是牛为抵御细菌、病毒而产生的一种物质，即古人所说的"牛御病耳"。牛这种动物，性情温顺而力量强健，由于这种顺健之性，使得进入体内的病邪欲入终不能入，欲出终不能出，也就是说细菌、病毒被限制在一些局部地方，而顺与健早已撮牛精气之英华，消除邪气（细菌与病毒）的致病力，古人所说的"镇于中以消弭之"指的就是这回事。这就让人联想到 18 世纪英国乡村医生琴纳在中国人发明"种人痘"的基础上发明了"种牛痘"。所谓牛痘，就是一种温和的天花病，牛能够在感染了天花这种恶性病毒之后，化解其毒性，使得病毒的毒性大大降低，并具有预防治疗疾病的效应，这似乎和古人对牛黄的认识与使用有相通之处。因而，古人不用其他动物的肝胆结石入药，而恰恰只用牛的肝胆结石，看来是很有道理的。

牛为土畜，土色即为黄色，古人说黄是牛之本命元辰，牛黄的颜色也是黄色，照理来看，它就是牛本身集中自身精华、消除病邪的产物，因而牛黄有很强的清热解毒功效。牛黄的甘味有芳香之气，这些都是"土"的特性，因而具有明显的土气和缓之性，具有解毒的效果（可参见银翘散篇中"银翘散相关中医理论——甘能缓急"部分内容）。

牛黄质轻、松脆，易于破碎，入口嚼之不粘牙，可慢慢溶化，因而具有"散"力。牛黄的形成是液态的胆汁凝结而成固态的结石，是由"凝"力而成，而其使用则是反过来的，因而具有散力。能够作用于局部热毒，导致凝聚的血液、津液散开，尤其是对凝聚的津液效果更明显，而凝聚的津液就是痰浊，凝聚的血液就是瘀血，瘀血与痰浊结聚在一起则会形成局部肿块，因而牛黄有解毒散结之功。

麝香，为鹿科动物麝的雄性香腺囊中的分泌物干燥而成。古人认为取麝香的方式与麝香品质息息相关，其中最好的品质称为生香或遗香。等到脐部的香囊（内装麝香）闭满时，麝会用自己的蹄尖弹脐，麝香就会掉出。这种麝香效果最好，价格也最为昂贵。次一等的麝香，其获取的方法是利用麝喜欢将粪便排放在固定地方的特性，人们通过观察麝的粪便找到麝群，麝在被人追逐时，由于形势危急，会用爪子自行撕裂香囊，从而获取麝香。这也就是李商隐的诗"投岩麝退香"所描述的古人取麝香的方式。

麝香是一种高级香料，其香味浓烈而持久，且香气非常独特，经久不散。古人记载将麝香用水沥过，取一滴放入一斗水中，用来洒衣，衣至败其香不歇，也就是说即使衣服穿烂了，香味也不会消散。古人的十香丸中就使用了麝香，据说服用后会令人百毛九窍皆香，可见香味之浓烈，且具有发散性。之所以被称为麝，也是因为麝香这种特性，古人有

"麝之香气远射，故谓之麝"的说法。

麝香辛温，气极香，走窜之性甚烈。取少许麝香口尝，会有刺舌的感觉，并伴有一种清凉之味直达舌根；取少许麝香，置锡纸上隔火烧热，会有蓝色烟柱直线上升，麝香会发生跳动，蠕动、迸裂或出现爆鸣声；麝香少量撒于炽热的坩埚中烧灼，会出现迸裂、融化、膨胀、起泡似珠，香气浓烈四溢；将少许麝香放入沸水中，会发现麝香在水中急速旋转，直至溶化。这些都直观地反映出麝香芳香走窜和不稳定的特性。麝香这种走窜性不仅使得它可以很快进入肌肉，甚至能进入脏腑，将邪气从身体的深部带至皮肤浅表处，也可以通过麝香将其他药物的药性带到身体深处的病患处。治疗外科疮毒时，药中适量加点麝香，会使药效特别明显。我们经常用的麝香虎骨膏就是利用了麝香这一特性治疗骨骼、关节疾病。

麝香作为一种芳香药，具有辟秽功效。本草古籍认为麝香"主辟恶气，杀鬼精物，温疟蛊毒，痫，去三虫，疗诸凶邪鬼气，中恶……久服除邪，不梦寤魇寐"。因而带麝非但香，亦辟恶。古人进山的时候，常会将麝香丸放于足趾间，用于辟虫蛇。睡觉的时候，将其纳入枕中枕之，以辟邪、防噩梦。古代文人墨客也都喜欢在上等墨料中加入少许麝香，制成"麝墨"，写字、作画时芳香清幽，若将字画封妥，可长期保存，防腐防蛀。这都说明麝香对细菌、病毒、微生物及污浊邪气有很好的清除作用。

西黄丸中用麝香，一方面通过它的走窜性，将药力带到深部组织病患处，另一方面通过它的芳香辟秽功能，将局部病患细菌、病毒及身体的代谢垃圾（中医认为属于污浊邪气范畴）驱走。还可利用麝香的走窜性，将局部因细菌、病毒及身体的代谢垃圾（邪气）堵塞，导致身体正常气血津液不流通所形成的肿结消散，发挥其祛邪辟秽、消肿散结的功效。

乳香、没药是中药中一对活血化瘀的老搭档。乳香是橄榄科植物乳香树的树干经切伤后流出的树脂，气味芳香，多呈小形乳头状，与少量水共研，能形成白色乳状液，故名乳香。作为传统香料，乳香有着悠久的使用历史，在《圣经·旧约》中就提到乳香是东方博士献给耶稣的尊贵的礼物，而且，在那个时候乳香已经是上等药物了，在《耶利米书》中有这样的记载："埃及的民啊，可以上基利取乳香去；你虽多服良药，总是徒然，不得治好。"可见那时的乳香是一种特效药。没药是橄榄科植物地丁树或哈地丁树的干燥树脂，有非常独特的香味，在西方，没药被认为是具有神奇疗效的药物。希伯来人将没药制作成各种芳香剂、防腐剂和止痛剂。

乳香、没药有很多的共同性，都是来源于橄榄科植物的树脂，都是香料。树脂是自然界树木的"汁液"，而从五行学说来看，人的"木"指的是中医学中的肝，中医理论认为，肝藏血，肝的"汁液"就是血。因而乳香、没药都能入肝经、入血分。树脂的形成是流动的汁液凝聚，是靠"凝力"形成的，那它的使用就可能具有相反的"散力"，入血分，有散力的自然能活血。中药中还有血竭这种树脂类药，也具有活血化瘀及消肿的作用。

另外，乳香、没药都是香料，属于芳香药范畴，具有挥发性成分，有走窜性；乳香、没药的树脂内都含有油脂，具有滑利流通性；这些都有助于强化它们的活血化瘀功效。局部血液停滞会导致气在局部壅塞，气壅则经络不通畅，就会出现红肿疼痛的症状。因而乳香、没药被认为是宣通脏腑、疏通经络之要药。

西黄丸在制药中还用到了黄米饭，将其捣烂制丸。黄米又称为穄，是中国北方干旱地区主要粮食作物之一。黄米味甘、平，性微寒，无毒，不仅具有很高的营养价值，也有药用价值。黄米色黄，属于五行中土行，入脾、胃经，功能和中益气。西黄丸的主药牛黄、麝香药力峻猛，用黄米的"土"气，能缓和其药力。西黄丸中的乳香、没药为生品，气味辛烈，对胃的刺激较强，容易引起呕吐，老弱患者形体衰弱、气虚血亏、脏腑功能减弱，对这类药物的耐受性较差，而黄米具有和中益气、补益脾胃的功效，也可防止此类药物的副作用。另外，黄米还可除热、愈疮，对于热毒引起的痰浊、瘀血互结形成的肿块或炎性包块也有治疗作用。此外，黄米因其具有糯性，陕北老百姓称其为软米，可以作为制丸的黏附剂。

那么，在何种情况下我们需要服用西黄丸呢？

1. 癌症治疗辅助药 在中成药中，西黄丸可以算是不折不扣的抗癌明星药。西黄丸联合化疗对多种恶性肿瘤均有效，并可起到减毒增效的作用。清代名医王洪绪所著的《外科证治全生集》中，就提到西黄丸可以用于治疗乳岩，乳岩就是我们现在所说的乳腺癌，所以说西黄丸创立最初就是用于抗妇科的乳腺肿瘤的，是一首治疗乳腺癌的经典方剂。实际上，西黄丸联合化疗方案辅助治疗乳腺癌术后患者，可以明显提高患者的生存率。另外，针对肿瘤的介入治疗，西黄丸也具有更好的靶向实体效应，如使用西黄丸联合介入疗法治疗一些中晚期恶性肿瘤，有明显增效作用。

中医称肿瘤为癥积，是由于痰浊、瘀血、邪毒在局部积聚形成的。西黄丸能够清热解毒、活血消肿散结，显然对肿块具有很好的消散作用。从西黄丸的服用说明"患生上部，临卧服；下部，空心服"，我们不难知道，它实际上是作用于局部病患。

这样一分析，我们就不再惊讶西黄丸在临床上抗肿瘤的效果了。

2. 乳腺疾病的治疗 西黄丸不仅仅可作为乳腺癌的辅助治疗用药，实际上，它对于急性乳腺炎、乳腺增生、乳腺囊肿都有比较好的治疗作用。

乳腺主要与肝经、胃经、冲脉、任脉等经络相关联。从中医理论来看，肝经与承受压力、调控情绪息息相关，当压力增大、心情不畅时，肝经就容易堵塞，造成肝经郁滞，肝气郁结化火，久而久之就形成热毒；而胃被称为水谷之海，胃经一旦出现问题，就会出现痰浊内生；正常情况下，冲脉、任脉当中的气血上行，可转化为乳汁，如果冲脉、任脉失调，就会导致气血积聚于乳房，出现乳房疼痛而结块等各种问题。由此可见，乳房是瘀血、痰浊、热毒容易蕴结之处。西黄丸清热解毒、消肿散结的功效在此处便有了用武之地。

3. 炎症性疾病的治疗 西黄丸是中医的"消炎药"，尤其是对于局部的炎症，如扁桃体炎、毛囊炎、肺炎、慢性盆腔炎及耳道内炎症等都有很好的治疗效果。

炎症，就是我们日常所说的"发炎"，它是机体对于刺激的一种防御反应，主要表现为红、肿、热、痛。在受到刺激时，会出现局部血管扩张、血流缓慢，这其实就是中医所说的瘀血；炎症反应中由于血管的通透性增大，会出现血管内液体渗出，而这些渗出的液体积存在组织间就会出现炎性水肿，这种炎性渗出液，从中医的角度看，属于"津液发生不正常停滞，无法发挥正常功能的液体"，就是痰浊；炎症还有局部或全身发热的表现，这说明体内存在热毒。此外，炎症造成的疼痛，也就是中医所说的"不通则痛"，这种不通，显然是由于血流缓慢、炎性渗出液堵塞等因素造成的，用中医的语言来说就是因痰浊、瘀血积聚在局部所造成的。西黄丸的功效显然都与这些症状非常契合。

西黄丸相关中医理论——芳香辟秽

现在世界范围内盛行的芳香疗法及所说的气味学好像都是很时尚的事情，但其实是我们的老祖宗早就做过的事情。中国传统文化中的香道就是通过眼观、手触、鼻嗅等品香形式对名贵香料进行全身心的鉴赏和感悟，以达颐养身心、祛秽疗疾、养神养生的效果，其中沉香、檀香、龙涎香和麝香被称为四大香药。芳香辟秽疗法在中国有着非常悠久的历史，古人有"元旦汲清泉以饮芳香之药，上巳采兰草以袭芳香之气，重涤秽也"的习俗，也就是在元旦和上巳节内服或外佩芳香药以驱秽辟疫，元旦和上巳节（农历三月初三）都在春季，此时处于细菌、病毒滋生的时期，古人通过芳香药预防流行性疾病。

古人说，"香者，气之正，正气盛则除邪辟秽也。"这就说明古人认为芳香药正是借其清气之正，鼓舞人体正气，辟除秽浊邪气，从而达到养生防病、治病的目的。这也就是中医所说的"芳香辟秽"理论。

中医有"中央黄色，入通于脾，其臭香"的说法，说明香味主要与脾胃相关，香味能投脾胃所好，帮助提高脾胃的功能。"四季脾旺不受邪"的认识，告诉我们脾胃功能与人体免疫功能息息相关，脾胃健旺，免疫功能正常，四季外邪则难以入侵机体，这也是芳香药能祛邪辟秽的缘由之一。

在外科病症当中，也有芳香辟秽理论的用武之地。古人说，"气血闻香则行，闻臭则逆。大抵疮疡，多因荣气不从，逆于肉理，郁聚为脓，得香之味，则气血流行。"这就告诉我们，气血喜欢香味，不喜欢恶臭味，香味可以使得气血正常运行，臭味则会引起气血逆乱。外科的疮疡肿毒，多数都是因气血逆乱、堵塞壅遏在局部，瘀血痰浊聚而化脓，遂形成秽浊恶臭之物。芳香药可使得局部逆乱堵塞的气血重新正常运行，以达到除秽生新的效果。比如古人在疮疡溃后所用的生肌药中就会加入少许冰片或麝香这些芳香药，用于避臭散秽。中医外科学中经常会用的芳香药包括苍术、乳香、没药、丁香、青木香、沉香、白芷等。

西医学认为，芳香物质内的挥发性成分经呼吸道黏膜吸收后，能促进免疫球蛋白的分泌，增强免疫功能，提高人体的抗病能力。某些情况下，芳香药的杀菌、灭菌效果优于福尔马林和紫外线。芳香药对于体内的多种细菌，如葡萄球菌、结核杆菌等都有明显的抑制效果。这也进一步证实了中医芳香辟秽疗法的科学性。

中医认为，气味可以无孔不入，香气可通过口、鼻、皮毛等孔窍进入人体内，可以影响五脏的功能，平衡气血，调和脏腑，祛病强身。因此，芳香疗法可以有多种运用方式，常用方法如下。

1. **焚香法**　历史记载唐太宗在节庆的日子会大规模焚烧香木，香闻数百里。在古代医书中，古人就建议在春季及有人死亡的时候焚烧苍术、艾叶、白芷或硫黄等芳香药以辟邪气、除恶气。

2. **闻香法**　史书中曾记载在瘟疫流行的时候，张三丰创立及推广了一种用孩儿菊（芳香药）塞入鼻中的防治方法。古人还会在瘟疫流行的时候，用雄黄末或香油（芳香之品）涂抹至鼻孔中，再进入病家，可行动从容，这不失为一种古代版的防病毒口罩。

3. **佩香法**　最常用的是香囊，从《红楼梦》第十八回"林黛玉误剪香囊袋"中，我们可以看出在古代上流社会，佩戴香囊是很常见的。佩戴香囊的主要作用是驱虫、避邪、保平安。古代医书中就有将苍耳子散（其中含有辛夷等芳香药）装入香囊里，以起到预防和治疗鼻病的作用。现在也有试验表明，在胸前佩戴由高良姜、冰片、佩兰制作的香囊14天后，经检测，发现佩戴者呼吸道的免疫活性物质分泌量有所增加，并且即便不再佩戴，这种免疫状态仍可以维持一段时间。

佩香还有被制作成药枕的方式。马王堆汉墓就曾出土过以茅香、辛夷等中草药、香料充填的药枕。

　　此外，还可以在居住空间中使用芳香药，给房子佩香，比如古诗词中有讲"妾有绣腰襦，葳蕤自生光。红罗复斗帐，四角垂香囊。"民间最常见的是在端午节很多地区有家家户户挂艾草的习俗，而端午节被称为古代的卫生节，也有古人称端午节为恶日，认为此时天地不正的秽浊邪气较多，而挂艾草的佩香方法有利于辟秽。

　　当然，芳香疗法中最常用的方式还是服食芳香药。

通宣理肺丸

通宣理肺丸

通宣理肺丸是治疗风寒型感冒咳嗽的一种常用中成药。

其主要成分是紫苏叶、前胡、桔梗、苦杏仁、麻黄、陈皮、半夏（制）、茯苓、枳壳（炒）、黄芩及甘草。

首先，让我们来看看麻黄这味药。麻黄，性温，为发汗、散风寒之主药。入药部位是茎，质轻而中空。古人描述麻黄时有"栽此物之地，冬不积雪"，说的是凡种植麻黄的地方，即使到了冬天，这块地上也不容易积雪。这是为什么呢？这其实是麻黄的一个特点，因为麻黄能将冬天内藏于地下的能量输送到地面上，散去地面上的阴寒凝滞，这样的功效与其中空、质轻的特质是相符的。

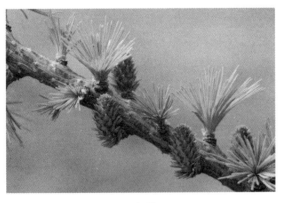

·麻黄

寒这种致病邪气具有凝滞性，我中学时曾有一篇课文《送东阳马生序》中写道"天大寒，砚冰坚，手指不可屈伸，弗之怠"，说的是天气非常寒冷，砚台的墨汁都已经结冰了，作者的手指也已经冻僵，不能自如地弯曲和伸直，但是作者仍不敢有所懈怠。可见寒气能使墨汁凝结，使得肢体内的气血运行减慢，导致手指僵硬不灵活。此外，寒邪还具有收引的特性，这就是我们大家都知道的热胀冷缩原理，大多数物体在受冷的状态下体积会缩小。当寒邪侵袭人体体表，会使体表腠理（皮肤与肌肉之间的纹理与间隙）及汗孔收缩，导致体表无法散热、出汗，出现无汗、发热的症状；寒气停滞体表损耗人体阳气（能量），会使人出现畏寒怕冷的症状。而麻黄能将体内能量输送到体表，驱散体表的寒邪。患者在服用麻黄后会出热汗，热汗也能解寒。

肺在体合皮，人体体表寒邪可由皮毛"窜"入肺。肺为水之上源，可将脾输送来的津液若雾露灌溉大地，这就是中医所说的肺可通调水道的功能。寒邪入肺，津液被寒，则其质凝聚为水，出现痰饮；而其中之气则奔进上迫，出现咳逆气喘、胸闷。麻黄能直入肺中，将阳气输布于肺，使得肺中气液流通，解决寒气犯肺引起的咳喘、痰多等症状。

麻黄疏散在表风寒时，发汗之力非常猛烈，只要用上 1~2 克，即可发汗。由于南方气候温暖，人的肌肤相对薄弱，汗孔腠理疏松，较易出汗，不是很能耐受麻黄这种峻猛的发汗药，故而在南方有麻黄不过钱的说法。古方中凡含有麻黄的，都会先将麻黄煮沸，然后去掉上面的浮沫，再加入其他药物煲煮，是因认为其所浮之沫发散之性过烈，去之可使其性归和平。现代人用到麻黄时怕其发散力过强，会将麻黄先煎约 15 分钟，然后去渣，再加其他药物同煎，以防止其出现过强的副作用。

通宣理肺丸一方面是基于"丸者缓也"的理论，因丸药本身就能缓慢释放药力，可治疗慢性疾病及调理体质；另一方面使用甘草，甘能缓急，以解决麻黄发散力过强这一问题。

就肺气的运动特点来说，不仅仅有宣散作用，更重要的是其向下向内的肃降运动（见桑菊饮、银翘散处论述）。寒邪侵袭于肺，会影响其宣发肃降功能。尽管麻黄能止咳平喘、疏散肺寒，但毕竟其气轻，驱肌肤处风寒能力较好，肃降肺气能力还不够。此时，杏仁的加入弥补了麻黄这方面的不足，杏仁能通肺络，肃降肺气，止咳平喘（具体见桑菊饮处相关论述）。古人将杏仁称为麻黄的臂助，麻黄外扩，杏仁内抑，二者合而风寒之邪乃尽除。

在通宣理肺丸中，还有一对类似麻黄与杏仁的搭配，我们可以把麻、杏搭配看作是"第一双打"，"第二双打"就是紫苏与前胡的搭配。

紫苏在生活中很常见，很多人会在庭院或阳台种植它。紫苏叶有个特点，白天的时候叶子上挺，一到晚上叶子就会下垂。古人认为这是由于它能感应天地阴阳之气而开合。而人体内也有一种能感应昼夜阴阳变化的能量，那就是卫气。卫气就是护卫机体之气，它有一种运行规律，昼行于阳，夜行于阴，白天在体表经络运行，护卫肌表，夜晚在人体脏腑内运行。紫苏与护卫人体肌表的卫气有共通之处，紫苏叶质轻，宣发能力明显，并且气味芳香，故其作用偏于宣散；性温，能宣散在表的风寒邪气。现代研究也表明，紫苏叶能扩张皮肤血管，刺激汗腺，有发汗作用，像麻黄一样具有发汗的功效。

前胡与柴胡在名称中都有个"胡"字，古人在给药物命名与用字上都是非常讲究且有深意的，这样命名说明这两味药显然是有相似之处的，当然也各有特点。相同之处在于都是"二月生苗，初出时有白芽，七月开花，气香味苦，去结气"；不同之处在于，柴胡主升，前胡主降，正因于此，柴胡、前胡是一对著名的调理气机升降的药对；此外，就去结气而言，柴胡主肠胃中饮食积聚的结气，而前胡主的是痰满、胸胁中痞，柴胡的阻滞在下，前胡的阻滞在上，阻滞在下则说明升散不够，阻滞在上则说明肃降不及。这么一比较，我们就可以知道，前胡作用部位在胸膈以上，针对痰湿，能肃降肺气，类似于杏仁的功效。

桔梗和枳壳的搭配，本身就是一首方剂，叫作桔梗枳壳汤。桔梗主升，枳壳主降，是在肺气升降上做文章，发挥止咳平喘之效应。

另外，陈皮、半夏（制）、茯苓、甘草，这是中医化痰的基本方——二陈汤（见二陈汤篇章），解决的是寒邪犯肺，寒凝津液出现的痰湿病理产物。

那么，在何种情况下，我们可以服用通宣理肺丸呢？

1. 风寒型感冒 风寒邪气侵袭体表，一般属于中医所说的太阳病，就是足太阳膀胱经病证，足太阳膀胱经主表。患者一般表现为头后部疼痛，常连带出现脖子僵硬、转动不灵活，甚至疼痛。中医说"项为太阳之专位"，项指的就是脖子的后部，是太阳经的经过位置。此外，患者会出现比较明显的怕寒、怕风，即使穿很多衣服或盖厚被子，仍会觉得冷；患者一般会喜欢喝温热开水，如果是小朋友，一般会喜欢被大人抱在怀里。患者由于寒邪郁闭肌表、腠理及毛孔，会出现无汗的情况，但这种无汗并非指患者自觉不出汗。正常情况下，汗腺分泌汗液，经导管部排泄到皮肤表面，能湿润皮肤，我们身体上的汗腺时刻都处于分泌状态，以保证皮肤不干燥。而风寒感冒患者的无汗，则是皮肤不湿润了，摸上去非常干燥，用手在前胸、后背摸上去会是干的。由于寒邪具有收引的致病特点，会引起肌肉、脉管的收缩，导致肌肉与脉管中的能量与物质运行不通畅，中医说"不通则痛"，因而患者可以出现周身酸痛或浑身发紧的症状。此外，患者还可出现一些呼吸系统症状，比如鼻塞声重、喷嚏、流清涕，或者出现咳嗽、痰白质稀等症状。

2. **风寒型咳嗽**　咳嗽频率较高，喉咙痒，一痒就作咳，咳嗽声音比较闷重。这主要是由于寒邪侵袭于肺，导致呼吸道内津液停滞，变为痰湿，从西医学来看，就是整个呼吸道黏膜分泌炎性渗出物较多，咳嗽声经过这些液体传播，因而出现声音重浊的症状。风寒咳嗽的痰一般多为白色，且质地比较清稀。中医认为，"诸病水液，澄澈清冷，皆属于寒"，澄澈清冷指的是透明稀薄，也就是说当人体的排泄物出现透明、稀薄、清澈、清亮、发凉时，这就说明此时人体被寒邪侵袭。寒邪侵袭呼吸系统时，会影响呼吸道中的分泌物，出现分泌物色白、清稀的表现。当然，风寒咳嗽的患者也可以出现鼻塞、流涕、恶寒无汗及发热头痛等外感风寒感冒的症状。

通宣理肺丸相关中医理论——"一阴一阳之谓道"

"一阴一阳之谓道"最早见于相传为孔子所著的《系辞传》，叙述的是中国古代的阴阳哲学思想和宇宙的大道，也就是宇宙的基本规律。宇宙事物都有阴阳两个方面、两种力量，它们相反相成、相互推移、不可偏废，它们构成了事物的本性及其运动的法则。中医学当然也要遵循这一自然基本大道，因而在传统中医组方上常常可以看到一首方剂中会将作用趋势、性质相反的药物放在一起，这就是中医的寒热并用、升降同现、攻补兼施及动药与静药的合用。

在通宣理肺丸中，我们提到的"第一双打"——麻黄与杏仁的搭配，"第二双打"——紫苏与前胡的搭配，都属于作用趋势相反的药物配合，麻黄与紫苏以宣散为主，有向上向外的作用趋势；杏仁与前胡以肃降为主，有向下向内的作用趋势。此外，通宣理肺丸针对的风寒邪气，从逻辑推理来看，应该寒者热之，也就是用温热药治疗寒性疾病，通宣理肺丸中也确实用了紫苏叶、麻黄、半夏等明显的温药去散寒，但它却还用了黄芩这一明显的寒药，从逻辑上来看，这有些说不过去，明明是寒邪引发的寒证，为何还要用寒凉药？但这一用法却符合了"一阴一阳之谓道"这一宇宙基本原理。这种用法在中医组方中比比皆是，比如交泰丸用寒药黄连与热药肉桂组方治疗失眠；姜连散用热药干姜配寒药黄连治疗痢疾；升降散中僵蚕、蝉衣的升散与大黄的通降并用；四物汤中补精血的熟地黄是静药，配伍行气的川芎这一动药，典型的动静相伍，这些都是"一阴一阳之谓道"在传统中医组方上的运用。

"一阴一阳之谓道"不仅是阴阳交替的变化，比如自然界白昼的"阳"与黑夜的"阴"的交替，四季中春夏属阳的热与秋冬属阴的寒的更替。更重要的是，它指的是阴阳相互转化的生生不息，具有生"理"，能够化生变化，阴阳互根互生，两者相互有正交作用。宇宙中一切有机物都存在着这种生生变化的复杂"生"理，更何况是万物之灵的人类呢？中医治疗思想里有"阴阳自和者必自愈"的说法，什么是"和"呢？老子在《道德经》中讲道"万物负阴而抱阳，冲气以为和"，冲气即是冲突之气，结合前一句"万物负阴而抱阳"，也就是阴阳属性相反之气，只有阴阳属性相反的事物在一起，才能产生"和"的状态。"和"包含中和、平和、和谐及正常的意思，阴阳属性相反的物质与能量在一起，就能产生"中"，这也就是老子所说的"二生三，三生万物"，二指的是阴与阳，阴与阳这二者相反相成，相互作用，就形成了在阴阳之"中"的"三"，三被称为中气，就有化生的作用，万物的发展变化就基于此。而通宣理肺丸中的升降配合、寒热并用其实也是为了构建这样一个"中气"，并运用中气的化生作用修复、调理身体，使其恢复平和、正常。

藿香正气散

藿香正气散是一种中国人耳熟能详的中成药。一到夏天，很多单位派发给员工的防暑降温药品中准少不了它的身影。当人们在夏季出现恶心、呕吐、腹泻或是恶寒、发热、流涕等症状时，很多人都会捏着鼻子，给自己灌一瓶藿香正气水。它不仅可以祛除暑气，还能化除夏季的湿气，确实是应对夏季暑湿侵袭身体所引发消化系统和呼吸系统病症的必备良品。本方出自宋代官方颁布药典——《太平惠民和剂局方》。组方如下。

藿香（去土）90克，大腹皮30克，白芷30克，紫苏30克，茯苓（去皮）30克，半夏曲60克，白术60克，陈皮（去白）60克，厚朴（去粗皮，姜汁炙）60克，苦桔梗60克，炙甘草75克。

上为细末，每服二钱，水一盏，姜三片，枣一枚，同煎至七分，热服。如欲汗出，衣被盖，再煎并服。

——《太平惠民和剂局方》

夏天暑气重，这是理所当然的事情。但为什么夏天容易出现湿邪，暑湿容易纠结在一起呢？

中医认为，湿邪是一种致病邪气，稍微了解中医的朋友都知道，中医在很大程度上依赖着中国古代的五行学说，并运用这种一分为五的分类思想来认识自然界及人体，将世界上万事万物（包括人体）分成五大类物质或功能。其中自然界中的湿、长夏季，方位中的中央，人体的脾胃都是属于五行当中的"土"这一行。

中医所说的"湿"到底是什么呢？我们日常生活中说的湿度，指的就是空气中的水汽含量和潮湿程度，由此可见，"湿"就是水。但是湿和一般的水还有区别，比如在日常生活当中，衣服洗完经过洗衣机甩干后，虽然没有办法从衣服上再拧出水来，但我们都知道它是件湿衣服；再比如梅雨季节空气中湿度很高，可是我们却看不见空气中的水分，因此，"湿"指的是以细微状态弥散、渗透在其他物质当中的水。

长夏季是从五行角度认识一年各季节的变化，在春、夏、秋、冬的基础上，重新划分出来一个季节。长夏季属五行中"土"这一行，土行在五行中居于中央，所以属土的长夏季也位于一年的中央，在春夏与秋冬四季的中间，也就是夏季最后的一个月——农历六月（注：古人认定长夏季有两种方法，一种是之前提到的，长夏寄于四行，也就是季节交替的十八天，原理是土主气和；另一种就是此处讲的长夏划分方法，原理是土居中央）。

湿、长夏季、脾胃三者均属五行中"土"行，俗话说："物以类聚，人以群分"，湿、长夏季、脾胃三者有非常密切的关系。长夏季位于夏末，由于此时气温较高，导致整个大地水汽蒸发较多，空气中充满水湿之气。同时，这段时间还是一年当中降雨量最高的季节，也是一年当中晨雾最浓、夜露最重的时候。在这个季节里，人们为了防暑降温，常常喜欢喝些冰水或吃些冰镇瓜果等，这样做很可能会导致寒水在体内渗透弥漫，从而出现身体内的"湿气"。脾为湿土之脏，主管人体饮食物的消化、营养物质的吸收，非常容易感染湿气，而湿气会影响人体的消化、吸收功能，出现消化系统的病症，如腹泻、呕吐等。《黄帝内经》中记载："长夏善病洞泄寒中"，说的就是长夏季很容易受寒湿邪气，影响脾的功能，使人出现腹痛、腹泻等症状。

另外，由于人们在夏季避暑过程中很容易贪凉，这时候外在的暑气、湿气、寒气就会通过皮毛、呼吸道影响呼吸系统，出现外感等呼吸系统病症。

藿香正气散正是针对长夏季暑、湿、寒伤脾、肺而设的。方中主药藿香是以生长在岭南地区（主产于广东省）的为佳品，称为广藿香。岭南地区气候特点以潮湿炎热为主，相当于一年当中的长夏季，藿香喜欢生长在水旁湿处，在气温低于19℃时生长缓慢，而在高温、高湿季节则生长迅速，由此可见，藿香抗暑化湿的能力很强。从名字也可知藿香气味芳香，香能化浊，而湿为浊气，故藿香能祛除湿浊邪气，助脾胃正气，为湿伤脾胃出现怠倦无力、食欲不振、舌苔浊垢者最捷之药。

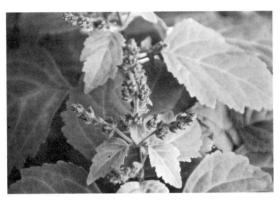

·藿香

古人认为藿香的命名，"藿，具不逆不挠，入群不乱义，乃可立定其乱，因名曰藿"；又有"气乱于肠，名为霍乱。"实际上，藿香能够针对暑湿邪气乱于肠，影响胃肠道正常蠕动而出现的呕吐、腹泻、心腹绞痛等"霍乱"症状，这也是藿香正气散所治疗的主要病症。

藿香正气散中，除了藿香可芳香化湿外，还配合了厚朴、半夏曲这两味燥湿药以及利湿药茯苓，可谓化湿、燥湿、利湿方式齐上阵，加强祛湿效果，同时还加入了白术、生姜、大枣、甘草来健脾和胃，陈皮、大腹皮理气健脾、行气宽中，以助脾胃正气，因此本方被称为正气散。

方剂中的紫苏叶，性轻而香，味浓而辛，辛香外散，古人认为它是散风寒邪气的圣药，兼具宽中行气、消饮食、化痰涎之功，能够治噎膈、恶心反胃、胃脘腹部疼痛，可以对呼吸系统及消化系统进行"跨界"治疗，是治疗胃肠型感冒首选药物。

由此可见，整首方剂就是针对长夏季湿气较甚，暑湿伤脾胃，风寒伤肺，同时兼感有夏季暑气的状况而设的。

目前市场上出现的藿香正气散中成药，主要有藿香正气水、藿香正气丸、藿香正气片、藿香正气软胶囊、藿香正气口服液及藿香正气滴丸等。藿香正气水是由水煮及酒浸制作而成，疗效最强，吸收、起效快，但口感较差，有些朋友无法接受，此外，值得注意的是，由于藿香正气水在制造工艺中采用酒精作为溶媒，其成分中含有酒精，因此对酒精敏感的患者要慎用；藿香正气软胶囊、藿香正气口服液克服了藿香正气水的口感问题，人体吸收药物有效成分比丸剂和散剂快，且容易服用、口感较好，对害怕药味的儿童和吞咽困难者较为适宜；滴丸则相对更易于吞服，对胃肠道无刺激，起效迅速，口服 5～6 分钟后即可发挥作用。

藿香正气散该如何使用呢？

适合用藿香正气散的人群，往往有以下特点：舌苔厚腻，舌质水滑，易于出现腹胀、恶心、胸闷及腹泻等症。

1. 长夏季节的感冒与胃肠疾病　长夏季节气候炎热，有些人因喜食生冷、避暑贪凉，易出现发热、恶寒、头昏如蒙、头痛鼻塞、发热而有汗不退热及胸闷恶心等感冒症状，或恶心、呕吐频作、泻痢及腹痛等胃肠疾病症状，出现上述症状均可选用藿香正气散。另外，长夏季节雷雨天较多，一阵雨水一阵闷热，人们常常感到闷热难耐，这种闷热其实是由于湿度过高影响人体调节体温的排汗功能所造成的。这也是为什么同样气温都是 37℃，在北京与在广州（岭南潮湿）相比，人们的感觉要舒适很多的原因，大多数北方人根本没有办法适应南方的湿热气候。在长夏季服用藿香正气散可以缓解这种长夏湿气引起的不适，使人们能舒适度过长夏季。

2. 岭南地区胃肠型感冒　岭南位于我国南端，主要包括广东省、海南省以及广西壮族自治区的一部分，属亚热带气候。这个区域日照时间长，气温高，雨量充足，一年当中有 1/3 至 1/2 时间处于暑湿较甚的长夏季。再加上地处卑下，濒海，潮湿特盛，早在 2000 多年前的《黄帝内经素问·异法方宜论》中就记载道"南方者，天地所长养，阳之所盛处也。其地下，水土弱，雾露之所聚也。"当地人脾胃易受湿扰，常见腹胀、食欲减退、泄泻等症状，这时可以服用藿香正气散。另外，针对岭南人群常有的舌苔厚腻的"湿"象，服用藿香正气散褪厚苔的效果也非常好。此外，还有一些人刚到岭南地区，感觉头昏而闷、纳少、欲吐不吐、厌油，或出现腹胀、腹痛、腹泻、舌苔较厚的情况，常是因为不能承受此地之"湿"所致。这时，服用一些藿香正气水，即可安全度过水土不服期。

3. 腹泻　一些慢性肠炎会引起腹痛、腹泻，大便每日3次或4次，身体困倦。常因受寒发作或是吃一些生冷之物后复发，尤其在夏、秋两季发作加重或发作频繁，这种情况服用藿香正气散是非常有效的。如果是婴幼儿出现腹泻清稀粪水的，也可以使用藿香正气水作为辅助治疗，一般不采用口服，可以将藿香正气水温热后，倒在消毒药棉上，置于患儿肚脐处，覆盖消毒纱布，再用胶布固定，每2~3小时取下更换，效果明显且迅速。

4. 晕车晕船　有些人一乘车、船，即会发生头昏胀闷、恶心呕吐，十分痛苦。有这种晕车、晕船反应的人，属于脾虚有湿，服用藿香正气散预防，效果较佳。一般来说，可以在上车、船前30分钟服用或是在发作时服用，都可见明显效果。对于一些儿童，或是不大接受藿香正气散味道的朋友，也可以在乘坐车、船前，用药棉蘸取藿香正气水敷于肚脐内。

5. 皮肤疾病　湿邪作为一种秽浊病邪，常易引起皮肤溃破、流水等症状。临床上一些湿疹、癣都属于中医所说的感受湿邪的病症。针对湿疹，尤其是婴儿由于使用尿布或尿不湿出现的湿疹、男性阴囊湿疹等，均可用藿香正气水涂抹患处，每日7次或8次。如果用于婴幼儿，由于其皮肤较嫩，则需要将藿香正气水用水稀释后再涂抹于患处。另外，针对手癣、脚癣、灰指甲等真菌感染疾病，也可使用藿香正气水辅助治疗，应先用温水清洗患处后，直接涂抹于患处，或是用几瓶藿香正气水兑入泡脚水中，进行泡脚。但由于湿邪渗透弥散的特点，祛湿常需要一个周期，而且即便症状消失后，还需要坚持1~2周，以期将湿邪彻底祛除。

另外，藿香正气散还可用于治疗蚊虫叮咬。一般来说涂药30分钟左右瘙痒即可消失。

小柴胡汤

小柴胡汤出自医圣张仲景的《伤寒论》，为少阳病的主方，是针对人体少阳枢机不利的病理情况而设的方剂。方剂组成及用法如下。

柴胡24克，黄芩9克，人参9克，甘草（炙）9克，半夏（洗）12克，生姜（切）（9克），大枣（擘，12枚）（现用4枚）。

上七味，以水一斗二升，煮取六升，去渣，再煎，取三升，温服一升，日三服。

——《伤寒论》

中医的"少阳"指的是什么呢？从字面上来看，"阳"指的是阳气，"少"指的是此时阳气还不够旺盛，还处在初生、初始阶段。例如，自然界中初春的时候就是少阳，此时天气还不够暖和，但已经不像冬天那般寒冷，也没有夏天自然界阳气旺盛时那么炎热。就如同在人的生命进程中，幼年、青少年的能量不如壮年时期那么旺盛，还处在初生阶段一样。

枢，即枢机，在《辞海》中解释它为"事物运动的关键"。这个"枢"最早指的是户枢，有一句我们大家都很熟悉的话叫作"流水不腐，户枢不蠹"，这个户枢指的就是门轴，门轴是决定门开或关的关键；所谓"机"指的是弩牙，也就是古代弓弩上的制动装置，它是决定这个弓箭射不射出去的关键。

少阳又为什么和枢机联系在一起呢？我们还是以自然界的季节变化

为例。我们都知道，春季是在寒冷的冬季与炎热的夏季之间，在冬季，自然界中的阳气，也就是能量、热量，主要贮藏在地下，初春的关键就是要利用春天的生机，将贮藏了一个冬季的热量从地下缓缓释放出来，这样自然界才能向春夏、温暖、炎热转化。由此可见，初春的生机是决定自然界由冷向暖转化的关键，是决定着自然界中的能量、阳气由地下向地上转移的关键，这就是枢机。冷和暖、地上和地下都是正好相对的，这就是阴阳之间的对立。所以，初春的少阳是阴和阳转化的关键，也就是阴阳之枢。初春的生机对于自然，对于生命而言，其作用都是非常关键的。唐代著名诗人岑参在《白雪歌送武判官归京》中就有这样的诗句："忽如一夜春风来，千树万树梨花开"，在日常生活中，一些枯死树木是否能够重新焕发生机，初春少阳生机是极为关键的，这就是我们所说的"枯木逢春"。由此可见，少阳为枢的理论实际上反映的是天地自然间的一种规律。

人是天地自然的产物，当然也要受到自然规律的支配和影响，这也就是中医所说的天人相应理论。人体中的少阳主要指的是足少阳胆经以及内脏中的胆腑。我们从胆经分布的位置就可以看出，它处在阴阳之间的一个关键位置。阴阳划分的基本标准是向阳的为阳，背阳的为阴，而华夏民族自古而来以农耕为主，农民在耕田的时候总是面朝黄土背朝天，因此人体的胸腹面因背阳而属阴，背部因向阳而属阳。少阳经从头到脚沿着人体的侧边区域运行，位于人的身体侧面，在属阳的背部与属阴的胸腹之间。与足少阳胆经内联的脏腑就是胆腑，所以胆被称为少阳之腑。少阳是人体中名为"相火"的阳气所寄居的地方，相火起着温养和激发脏腑、经络，使之发挥各自功能的作用，并可促进机体的生长，就相当于自然界中初春的生气。金元时期著名医学家李东垣说："胆气春升则余脏从之"，所以，少阳经和胆腑在人体中承担了类似自然界初春少阳生气的作用。这也是为什么敲胆经在中医养生中是很重要的养生方法的缘由。

枢机是事物运动的关键，运动是否顺畅是枢机功能正常的重要标志。但是，作为自然界阴阳运动枢机的初春少阳，却很容易出现运动不畅的状况。初春二月的气候常常像坐过山车一样忽起忽落，真是冷热不定、乍暖还寒。宋朝刘清夫在《玉楼春》中描写到："柳梢绿小眉如印，乍暖还寒犹未定。"春天是一个暧昧的季节，天气永远都让人琢磨不透，俗话说"春天孩子脸，一天变三变"。本已鲜花烂漫，而不经意的寒流却又让人们措手不及。这种气候冷暖变化无常，实际上代表着自然界由冬寒向春暖过渡时并不是一个顺畅的运动，出现反复，这代表了自然界的少阳枢机不利。这种忽冷忽热、乍暖还寒的天气，对农作物的耕种很有影响，也容易导致各种细菌、病毒的滋生，影响人们的身体健康。春天，尤其初春，是多种疾病的高发季节，自然界少阳枢机不利对人体健康的影响非常明显。

与自然界一样，人体少阳经与胆腑也容易出现枢机不利的情况。寄居在少阳的相火只有在持续、顺畅的运行中，才能发挥其温养和激发脏腑、经络的功能，人体的阳气也才能旺盛。当少阳枢机不利时，少阳胆经中会首先出现明显的经气运行不畅的情况，在人体的两侧胁肋部会出现胀闷不舒的感觉，甚至会出现疼痛或明显的压痛症状。少阳胆腑承担着排泄胆汁到小肠及帮助油脂物质消化的作用，因此，当少阳运行不畅时，人体的胆汁就会运行不正常，胆汁会上逆于口中，出现口苦症状。这种少阳枢机不利的口苦，常常会出现在清晨，因为每日清晨就像一年当中的初春，是少阳掌管的时间。由于少阳为人体阴阳运动的枢纽，所以当少阳枢机不利时，机体还容易出现体温寒热变化不定的现象，一会儿出现明显的发热，一会儿又出现明显的怕冷，甚至冷得打寒战，这种发热与寒战的交替出现，就像疟疾发作一样，中医术语叫"寒热往来"。少阳枢机不利，还会影响相火温养、激发其他脏腑及使经络功能正常发挥，从而导致人体其他脏腑出现各种病症。我们的情绪、情感这种最高的生理功能会受到少阳相火枢机不利的影响，出现情绪表达的异常，能量出得太多可以表现为烦躁、易怒，能量入得太多就会表现为情绪抑郁、默默不欲饮食。

柴胡是方中的主药，柴胡的生长特点是冬天时生根，初春二月的时候生苗，叶自根处丛生，呈线状披针形，质地非常柔软。在著名的药物学专著《本草纲目》中记载："柴胡……强硬不堪使用"。可见，对于柴胡这味药来说，质地柔软是判断其质量和药效的重要标准之一。一般而言，质地优良的柴胡长尺余而微白且软，就像春天的嫩芽、嫩叶一般充满了春的生机。柴胡的清新香气和柔软质地，也与初春的生气非常相似。传统药典中记载的柴胡的采摘时间是在农历的二月和八月，并把春季二月采挖的幼苗称为"春柴胡"。现代研究发现，在阳历四五月份采收的春柴胡均比其他采收期样品的总黄酮含量高，因此柴胡的最佳采收季节是阳历四五月，也就是农历的二月到三月间。由此可见，得到充沛初春之气的"春柴胡"药效是最强的，所以柴胡的功效往往取决于其得到的自然界初春少阳之气的多少。根据天人相应理论，柴胡自然也就成了入人体少阳经的代表药物，中医学中也把它当作是少阳经的引经药。当然，在小柴胡汤中，黄芩这味药也可以入少阳经。

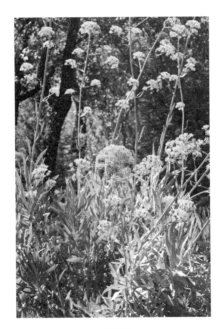

• 柴胡

柴胡切片后，我们会发现，它的内部有很多类网状纹孔；而黄芩，又被称为"枯芩""腐肠"，这些名字都极其形象地描述了黄芩中空的形质特点。柴胡和黄芩都有着中空的共同特点，这实际上是表明了这两味药物都具有很好的通达经络、保证少阳经气运行顺畅及调整少阳枢机不利的作用。同时，更有趣的是，柴胡是散寒的，黄芩是清热的；柴胡质地轻清，作用趋势以上升为主，而黄芩是苦寒下降的，所以这两味入少阳经的药物，一个散寒，一个清热，一升一降，调整着阴阳转换的枢机。可以说柴胡与黄芩的配伍组合是调整少阳枢机不利的核心药物。

半夏这味药物，也是一位经典的调整阴阳枢机的药物。最早的用法出现在《黄帝内经》的半夏秫米汤，用于治疗因阳气（能量）在体内外昼夜进出失常而出现的白天没精神、夜晚无法入眠的失眠症，半夏是此方的主药。半夏是夏半始生，而夏半实际上处在一年的中央，从中医理论来看，春夏这一半为阳，秋冬这一半为阴，半夏在夏半生长，故主阴阳开阖之半，关键之枢，古人认为但凡如半欲开，半欲阖，半欲开阖者，莫不从其令。在小柴胡汤里，半夏助柴胡能止恶寒，又助黄芩能去热。往来寒热在表里之中，也用其各半之意。

从上述内容我们知道，柴胡、黄芩、半夏这三味药都是在调整阴阳之间运动的和谐与规律。而阴阳是对立的，还需要一个更好的标准来判定阴阳的平衡，那就是对立的中间位置。作为调整少阳枢机不利的小柴胡汤当然也需要建立一个阴阳的平衡标准。熟悉中国文化和中医的读者应该很清楚，中央方位对应着土，人体内的土就是脾胃，它所对应的能量状态称为"气和"，"和"意味着在不同中追求平衡、和谐。因此，在小柴胡汤里用了人参、大枣、生姜这些药物补益脾胃，强化平衡，使得原来不利的枢机恢复和谐平衡。

那么，在何种情况下我们可以服用小柴胡汤呢？

1. **感冒发热的治疗**　适合使用小柴胡汤的感冒，常伴有发热症状。有些患者并不一定会表现出非常明显的发热与寒战怕冷交替出现的症状，这属于非常典型的少阳枢机不利的症状，比较少见。有些人会表现为发热忽高忽低，或者是发热与退热交替出现，夜晚出现发热，等到清晨稍微出了些汗，热退了，但到下午就又热起来了；还有一些人只是出现发热，汗出后热仍不退。机体体温升高，实际上是表明人体的正气正在和邪气作斗争，这时需要调动人体内部的能量，也就是抗病的正气，去到人体体表抵抗致病邪气，将邪气从体表祛出人体。当少阳枢机不利时，正气由体内（阴）向体表（阳）调动的通路不够顺畅，会导致人体对病邪抵抗力持续不济，正气抗邪时断时续，邪气不能长驱直入，正气也不能一时祛邪外出，所以就表现为正气调动起来时发热汗出，但由于正气由里出表不够顺畅，一次无法将邪气通过发汗的方法彻底祛出体外，所以汗出后依旧会病情反复，因此治疗的关键就在于有效疏通人体少阳。此时，便可用小柴胡汤来治疗，建议服用颗粒剂，开始时 1 次可服用 2～3 袋，用热水冲服后，让患者盖好被子，卧床休息，待汗出透后，及时更换湿衣，感冒就会好得差不多了，一般应坚持服用 1～2 日。少阳枢机不利的感冒发热，还常常会出现在忽冷忽热的现象。就像我们前面所说的，自然界初春时枢机不利，也必然也会导致人体少阳枢机不利，这时候如果不注意保暖，感受了外在的风寒邪气，就很容易引起感冒发热。此外，有些人一感冒发热就会服用西药消炎药，数周后，不但感冒不愈，还会出现发热、微汗、咽干、口苦及咳嗽等少阳枢机不利的症状，此时服用小柴胡颗粒也是有效的。

2. 偏头痛的治疗　由于少阳经基本行于整个人体的侧部，所以在人体头面部，少阳经也就行于侧头部。若外在的风寒邪气侵扰到少阳经，所引起的头痛主要以两侧的部位为主，也可出现一侧头痛，即人们常说的偏头痛，这在中医看来多属于少阳经头痛。偏头痛发作时常常头痛欲裂，疼痛可向面颊部放射，累及眼、齿等少阳经循行中经过的部位，患者有时会出现眼睛红赤、眼睛胀痛得像要脱出眼眶，严重的还会出现恶心、呕吐；此外，患者还常常会伴有头晕眼花，口苦口干的症状，这些都属于中医所说的少阳头痛。少阳头痛常易变成慢性头痛，且会反复发作。少阳头痛发作的时间常以 23:00—01:00 为主，或者是在这一时间段发作最为剧烈。23:00—01:00，也就是我们所说的子时，它是一天当中由阴转阳的关键点，由于少阳头痛属于阴阳枢机不利，因此在子时症状更容易显现出来或者加剧。另一个常见的发作或加剧的时间段就是清晨，清晨是一天中少阳所主的时间段，因此，少阳枢机不利的症状在此时常常也会更加明显。患少阳头痛时可服用小柴胡汤，在发作时，建议选用传统汤剂，未发作时，建议坚持服用小柴胡丸剂或者小柴胡片剂。坚持服用一段时间后，发作次数可明显减少，即使已长期不发作，建议也应坚持服用 1 个月，以期断根。

3. 少阳胆经经气不畅的疏理　少阳胆经的循行路线与头侧、耳侧及颈侧的甲状腺，身侧的乳房，胸胁部位及下部的腹股沟等部位都有着密切的联系。同时，它还会进入人体腹腔，与肝、胆等脏器相连，所以当少阳枢机不利时，这些部位会出现郁结的症状，一些有害无用的物质会在这些部位发生蓄积，可能导致中耳炎、鼓膜炎、甲状腺肿、甲状腺瘤、甲状腺功能亢进、乳腺炎及肝炎等疾病。这些疾病只要出现了少阳枢机不利的典型症状，如寒热往来、口苦、咽干及胸胁疼痛等，都可以运用小柴胡汤进行辅助治疗。

此外，常常会有这样一种情况，一些人通过检查证实并没有任何疾病，但却自诉有明显的胸痛、胸闷、右侧胸胁以及剑突部位疼痛等症状。从患者自诉中可以发现，这些"主观"症状主要发生于胆经循行的部位，因此，这些人往往存在着少阳经气不畅的病理变化。中医理论认为，不通则通，少阳枢机不利，经气运行不畅，都可以造成局部压力升高而出现疼痛。这种情况也可以用小柴胡汤来调治。

有趣的是，在人体中，几乎所有大的淋巴结都分布在人体的身侧，也就是少阳经循行经过的地方，如耳侧、颈部、腋下及腹股沟等。淋巴结是人体重要的免疫器官，是机体在受到致病细菌、病毒、病原微生物及癌细胞等刺激后，调动人体免疫功能的重要组织。当机体受到致病因素侵袭后，会把信息传递给淋巴结，淋巴细胞继而会产生淋巴因子和抗体，有效地杀伤致病因子。这就像中医所说的，通过少阳枢机调动人体的阳气、正气去抵抗病邪。正常的淋巴结是蚕豆大小，没有压痛感，但当身体某一部位发生感染，细菌随淋巴液经过淋巴结时，可相应地引起淋巴结群的肿大和疼痛，即在少阳经循行经过的耳侧、颈部、腋下及腹股沟等部位出现肿块，导致少阳枢机运行不畅，此时也可以服用小柴胡汤来进行调治。

对于胆腑症状，我们上文提到过，少阳不仅包括少阳经，还包含有少阳胆腑，所以少阳枢机不利时也会导致机体出现胆囊炎、胆结石等胆腑病症，此时也是可以用小柴胡汤进行辅助治疗的。现在，一般老百姓都知道，经常不吃早餐容易患胆结石。如今都市生活节奏快，夜生活丰富，不少上班族由于早上起床晚赶着去上班，干脆不吃早餐，因此胆结石的患病率也越来越高。一夜睡醒，体内储存的能量已被消耗殆尽，这时极其要补充能量和营养；早上又是一天的少阳之时，如果不吃早餐，少阳生气不足，饥肠辘辘地开始一天的工作，久而久之，就会引起少阳枢机不利，导致胆汁分泌、排泄不顺畅，郁结于胆囊中，日久便会结成沙石。因此，针对因经常不吃早餐而引起的胆结石，小柴胡汤显然是一个不错的选择。

小柴胡汤还可以用来调整人的精神、情绪，特别是针对一些机体缺乏生机而出现的精神抑郁状态，具有较好的调理作用。在现实生活中，常有一些人表现出情绪低落，对任何事情都没有兴趣，什么事情都懒得做，整个人没有活力，针对这些人可以用小柴胡汤来调动机体的少阳生机。

另外，针对老年人本身生机就不够旺盛，身体内少阳的功能本就不足的情况，尤其是一些退休后不再工作、与社会接触少、人际交往又不多的老年人，常常会有强烈的空虚感和严重的失落感，再加上子女不在身边，在家孤居，也很少出去运动，这时就更容易引起机体的少阳枢机不利，导致整个人缺乏生机。这种少阳枢机不利常常表现为对任何事物都提不起兴趣，一天到晚窝在家中的沙发上看电视，还会渐渐出现精神委顿、懒散乏力、反应迟钝的情况，情绪和性格上也容易出现一些异常，比如坐卧不宁、行为重复、做事犹豫不决、心神不定及少言寡语等，体力和精力也会明显减退。这种情况下，服用一段时间的小柴胡汤会有助于疏通少阳、调动机体的生机，再加上一些心理方面的调整，并培养一些对身心有益的兴趣和爱好，丰富自己的生活情趣，做一些适当的健身活动，如太极拳、八段锦等，这些都非常有助于老年人克服"离退休综合征"，重新恢复生机。

小柴胡汤的相关国学理论——仁者寿

仁者寿是孔子的养生观。我们在日常生活中，常常可见到一些鹤发童颜的耄耋老者，他们都有较为共通的特点，那就是性情平和、慈眉善目。当我们有一颗平和仁爱之心，就容易得到健康长寿。这就是中国文化所说的"仁者寿"。

果仁是自然界植物的繁殖基础，是生机的来源，在阳光雨露滋润下，便可长出幼苗，继而成长为参天大树。天是以生长万物作为自己的运行规律的，生生不息的自然界以生育万物作为自己的美好善行，这就是"上天有好生之德"的含义，也就是自然的"仁"。"仁"就像春天东方冉冉升起的太阳，温暖明亮，给人以无限生机和美好的希望。万物生长时给人生机勃勃、春意盎然的气象，人们看到这种气象，就会生出善意，这就是人类的"仁"。这种"仁"，也会产生生机，使得人体生命力旺盛，这就是"仁者寿"的原因。

当人体处于少阳枢机不利的情况下时，意味着体内的能量无法正常展现，生机受阻，我们就可以通过仁爱慈悲之心，提高生机，疏通少阳气机。比如自身精神抑郁的情况下，可以通过仁爱慈悲之心，帮助他人，从而使自己走出精神的泥潭。当然，也可以适度地利用植物的果仁，尤其是正在发芽的果仁，调动自身的生机，比如中医就会用麦芽、谷芽等治疗食欲不振、生机不旺的病症，也有人通过坚持食用黑扁豆芽，成功治疗女性不孕症，这些都是成功应用了"仁"的实例。

柴葛解肌汤

柴葛解肌汤是明代医家陶华的名著《伤寒六书》所载的一首著名方剂。由于适用面广，且疗效颇佳，所以被制成成药，在临床中广泛使用。这首方主要用来治疗风温病邪、入侵肌表的外感证，故称"解肌"。方药组成及用法如下。

柴胡6克，干葛9克，甘草3克，黄芩6克，羌活3克，白芷3克，芍药6克，桔梗3克。

水二盅，加生姜三片，大枣二枚，槌法加石膏末一钱（3克），煎之热服。

——《伤寒六书》

首先，我们要弄清楚什么叫"解肌"，为什么要"解肌"。

中医认为，外感病邪由表入里侵入机体，病位层次有深浅之别。一般来说，外感病邪侵袭人体为病，要经过皮毛、肌肤、筋脉、六腑及五脏不同的病位层次。其中皮毛、肌肤、筋脉隶属于表，六腑、五脏隶属于里。所以中医所讲的表证，其病位一般在皮毛、肌肤、筋脉，而里证的病位则主要是在脏腑。我们前面也说了，柴葛解肌汤所治的外感表证，其病位在肌表，比皮毛更深一层。

肌肤相对皮毛而言，是表证受邪较深的病位层次。肌肤由脾胃所主，中医认为，脾主肌肉，脾与肌肉都属于五行中的"土"一行。凡是脾胃出了状况、比较虚弱的人，它的肌肉体系就会受到影响，严重的甚至出现肌肉松弛、无力，临床中的一些重症肌无力患者就属于这种情况。在脾胃问题不太严重的情况下，肌肉及肌肉组织内的血管会出现痉挛，使得肌肉的间隙变宽，出现肌腠疏松（所谓肌腠，是指肌肉的纹理，也就是肌纤维间的空隙）。这时外在的病邪就会乘虚而入，侵占此处，就像俗话说的"苍蝇不叮无缝的蛋""柿子专拣软的捏"。外在病邪一旦侵占了肌腠，就使得这一部位气血津液的运行堵塞住了，出现肌腠郁滞不通的状态，导致脾胃通过经络向肌肤输送营养、津液的通路也堵塞了。

在这种情况下，机体会出现哪些不适呢？由于外邪郁于肌腠，使得足阳明胃经受累，经络运行气血不畅，所谓不通则痛，因此会引起足阳明胃经循行路径上的组织出现疼痛。由于足阳明胃经在循行过程中经过目眶下、前额、鼻等部位，且由于胃经不能将足够的津液输送给这些部位的肌肉组织，所以这些部位的肌肉组织可谓"又饿又渴"，患者就会出现目眶痛、头痛、鼻干等症状。柴葛解肌汤主要用于感受风温邪气或是外在风寒邪气郁积在肌腠，郁而化热，故邪气为温热病邪，又因堵塞住肌腠，会引起肌腠散热障碍，而出现发热症状。

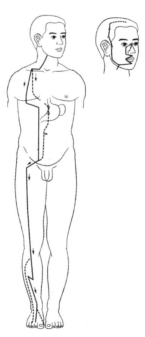

·足阳明胃经循行路线

要解决这一状况，就需要疏散肌腠的邪气，解决脾胃为肌肉输送营养与津液的障碍，调养脾胃，松解肌腠，缓解肌腠的郁滞，逐邪外出，这就是中医所说的"解肌"。而对于柴葛解肌汤来说，由于邪气性质温热，准确地来说，它应该是解肌清热。

接下来，让我们看看柴葛解肌汤是如何完成这一"解肌"任务的吧。

柴葛解肌汤，又称为葛根汤。葛根是全方的核心所在。

葛是一种藤，它缠着树木生长，树木多高，它的藤就可以拔多高，甚至可以长得比树还高，它不仅能向上生长，且具有攻城略地、向外扩张疏散的特点，可以蔓延生长到整个山坡。古人认为"其体轻，蔓延周身通达，象肌"，通俗地说，葛的蔓延生长之象和我们身体中肌肉覆盖周身组织器官之象相类，这就使得葛与肌肉组织之间有了"关联"。事实上，在中医临床应用中，葛根就是治疗肌肉痉挛的一个特效药。

试想一下，葛有这么长的藤，要保持足够的水分及营养供养，保持顽强的生机，需要强大的根茎输送大量的水分，葛根长长的根直接钻到地下数米，而且它的根须亦可以向旁边延伸到十几米以外，正因为其强大发达的根系，才能够把四面八方的水汽吸纳过来，然后源源不断地往高处和远处供养。柴葛解肌汤，主药用的就是这种具有强大向上输送水分能力的葛根。它是足阳明胃经的主药，能摄取脾胃的营养及津液，将它们外输于周身肌肉，尤其是人体上部，使得人体肌腠得到足够的营养和津液，同时也使得足阳明胃经循行经过的肌肉组织得到足够的营养和津液。肌肉组织得到足够的营养与津液后，自然有能力将肌肉系统郁结的温热邪气驱散外出，同时也能够舒缓肌腠的郁滞状况，使得郁积的多余热量得到疏散，以达到退热作用。肌肉组织得到了足够的营养和津液，也可以缓解肌肉、血管的痉挛收缩，达到"解痉"的作用，这就是葛根的清热解肌功效。

柴葛解肌汤中用柴胡，是利用它的升提作用（可参见小柴胡汤相关内容），且柴胡具有梳理气机的作用，可将被温热邪气郁结住的肌肉系统，像解死结、理乱麻一样，将其疏解，辅助葛根的解肌功效。

方中还有一个重要的清热解肌药——石膏。品质好的石膏称为透石膏，外形色白而晶莹剔透、玻璃光泽，其化学名称是二水硫酸钙，石膏含有结晶水，从中医的角度来看，其性寒、能清热，这也许是水能克火的一种体现。从唐代诗人薛逢的"表面透明不假雕，冷如春雪白如瑶，朝来送在凉床上，不怕风吹日炎销"，我们也可以看出石膏这种性寒清热之效。石膏作为一种矿物类药，其质重，有下沉作用趋势，主降。而火性升腾，作用趋势是向上，就是我们经常会说的"上火"，这也是石膏清热的原因之一。

但石膏之所以能清热，除了性寒、质重之外，最重要的其实是它的解肌清热之效，这是柴葛解肌汤在一大堆的清热药中选用石膏的原因。古人说"青石间往往有白脉贯彻、类肉之膏脂者为石膏"，这也是石膏得名的原因，从此处还可以看出，古人认为石膏与肌肉有相通之处，是其有解肌功效的重要基础。石膏粉外撒伤口，能愈金疮之溃烂，也是因为其能清热生肌。石膏呈纤维状，断面有绢丝样光泽，其性辛散，古人形容它"丝丝纵列，无一缕横陈，故其性主解横溢之热邪"，因而它能把热邪从肌肉发出来，这就是它的清热解肌作用。在《神农本草经》中记载它有"通乳"的功效，其实针对的也是乳房组织（从中医理论来看，也属于广义的肌肉组织）有热郁结，导致通道、孔窍不通畅，乳汁分泌就不通畅，由此可见，石膏的通乳效用与其清热解肌的作用是一致的。

在用法上要注意的是，使用石膏时最好轧细、打碎，这样做主要是为了增大其接触面积，更利于石膏有效成分的溶出，古人认为"凡石质之药不轧细，则煎不透"，这就是柴葛解肌汤制法中所说"槌法加石膏末"的原因。

方中的生姜、大枣、甘草可调理脾胃，明显是属于强化后方，增加粮草的效果。

柴葛解肌汤在市面有售的成药，主要有颗粒剂和胶囊剂，可据说明书选择服用。

适用于柴葛解肌汤的人群有以下症状：发热、稍稍怕冷，或者怕冷症状不明显，可出现头痛，尤其是前额部疼痛、目眶痛、鼻腔干燥、口干、咽干或咽痛等症状。

1. **流行性感冒的治疗剂**　流行性感冒是常见多发病，是由流感病毒引起的，多发于冬季、春季。这种感冒一般发病比较急，症状比一般的伤风感冒要重，服用一般的感冒药难以见效，头痛、全身疼痛症状难以解除，发热热度较高，甚至达到 39℃ 以上，并且发热周期比较长或服用退热药退热后又再发。患者如有明显的口干、想喝水、鼻干的症状，可服用柴葛解肌汤，一般服用 3 天就能明显好转，患者可根据具体情况，服用 1 周。

2. **小儿腮腺炎高热的辅助治疗剂**　腮腺炎又叫流行性腮腺炎，多发于 5～10 岁的儿童，是一种病毒感染性疾病，具有传染性。患儿在发病初期会出现发热、头痛、周身不适等类似感冒的症状，发病 1～2 天后会感觉耳垂下酸痛、肿胀。孩子一旦出现一侧或两侧耳垂下或耳后肿大、疼痛，大人千万不要大意，应及时带患儿去医院就诊。腮腺炎本身并不可怕，可怕的是腮腺炎引起的并发症，腮腺炎病毒若没有得到及时控制，会向腮腺外蔓延感染，可引发睾丸炎、心肌炎、肾炎及脑膜炎等疾病。因此，小儿一旦感染流行性腮腺炎病毒，应该趁早彻底治疗，尽快、尽早地将腮腺炎病毒消灭殆尽，以防止并发症的出现。从中医理论来看，腮腺炎是温热邪气，所侵扰的"腮帮子"是足阳明胃经所经过并掌管的地方，这种温热邪气侵扰脾胃所掌管的肌肉组织，这是典型的柴葛解肌汤适应证。使用柴葛解肌汤作为辅助治疗剂，能迅速达到退热、消肿、止痛的功效。

3. **疱疹病毒感染疾病的辅助治疗剂**　疱疹病毒是一类具有包膜的病毒，其中最常见的是单纯疱疹病毒。目前西医对疱疹病毒感染的控制尚无特异性有效措施。疱疹病毒能引起人类多种疾病，常见的有口唇性疱疹、疱疹性角膜炎、疱疹性咽峡炎、疱疹性皮肤炎及阴部疱疹。这类疾病发病的共同特点为：发热大多为高热，病位有小疱疹或浅表性溃疡，且服用抗生素无效。单纯性疱疹病毒多数经皮肤感染，侵袭部位多为肌肉层，属于中医所说的表证肌腠部位。而且，从疱疹病毒致病性质来看，多属中医温热病邪。现代研究也发现柴葛解肌汤有明显抗病毒作用，尤其是对单纯疱疹病毒具有明显抑制并有防止病毒复制的作用。将柴葛解肌汤作为疱疹病毒感染疾病的辅助治疗剂，疗效是明确的，能平稳退热、防止发热反复。一般情况下，服用 2～3 天就可以看见明显的效果，可根据患者具体情况，延长服用时间。

4. 视疲劳患者的缓解剂 视疲劳是一种眼科常见病，尤其是如今正处于互联网时代，网络使用的普及、无纸化办公等，使得我们的眼睛常处于超负荷工作状态，视疲劳出现的频率也越来越高。视疲劳可以出现眼干、眼涩、眼酸胀及视物模糊等症状。长时间处于视疲劳状态，不但会影响视力，还会使得原来炯炯有神的眼睛变得没有神采，使魅力大打折扣。

视疲劳的产生与我们不健康用眼和过度用眼有关，长时间用眼会造成眼部肌肉的紧张，而且我们在全神贯注的时候，常常会眼睛都不眨一下，眨眼次数的减少，使得滋润眼睛的液体分泌减少，眼睛得不到足够的营养和津液，目窍失于濡润，就很容易视物昏蒙且不能久视，稍微长时间用眼就容易出现两眼酸胀。

依照中医理论来看，眼部肌肉，包括上、下眼睑，属于"肉轮"，这些肌肉组织显然是归脾掌管的，所有我们完全可以通过调整脾胃，为"肉轮"提供充分的营养和津液，来达到松弛眼部肌肉、改善眼功能的作用。服用柴葛解肌汤，能改善足阳明胃经为眼部及眼周肌肉输送营养和津液的功能，还能松弛眼部肌肉，达到缓解视疲劳的效果。服用周期以半个月为1个疗程。

5. 血管性头痛的舒缓剂 血管性头痛是最多见的一种头痛类型。因为引起这类头痛的原因都来自血管，故统称为血管源性头痛，其形成的根本原因在于血管收缩、舒张功能障碍。这种头痛的特征是多数有家族史，患者初次发病多处于青春期，头痛呈周期性发作，发作多有诱因，常见的诱因包括情绪激动、疲劳或女性月经来潮。多数情况下，血管性头痛是由于颈内动脉分支痉挛引起相应脑组织功能障碍而引发的。虽然西医有很多防治血管性头痛的药物，但疗效并不确切，还可能出现一些副作用，如嗜睡、肥胖、血压升高等。中药柴葛解肌汤能作用于肌肉系统，松弛动脉平滑肌，舒缓血管痉挛，缓解血管性头痛，有效控制头痛发作，且无明显的副作用。通常1个月为1个疗程，也可根据具体情况增加疗程。

另外，还有一种常见的头痛，叫作紧张性头痛。发作时，患者有明显的头部紧束感、疼痛感，就好比是孙悟空头上的金箍，当唐僧一念紧箍咒，金箍立刻紧缩，孙悟空就会头痛欲裂。紧张性头痛是由于肌肉异常收缩或肌肉系统缺血引起的，治疗这种肌肉系统功能障碍性疾病，更

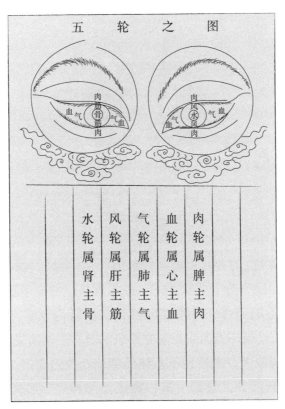

五 轮 之 图

肉筋骨筋肉
血气气血
风水风
气血

水轮属肾主骨

风轮属肝主筋

气轮属肺主气

血轮属心主血

肉轮属脾主肉

· 五轮之图

是柴葛解肌汤的强项。葛根能解肌、生津、舒筋，可缓解肌肉紧张，现代药理研究也发现葛根有改善脑循环及舒张平滑肌的作用，服用后能有效地减轻头痛程度、缩短头痛时间、减少头痛发作的次数，甚至可能彻底解除紧张性头痛患者头上的"金箍"。

三叉神经是支配面部的感觉与运动功能的主要脑神经之一。所谓三叉神经痛，就是在三叉神经分布区域内出现的阵发性疼痛，其疼痛剧烈，患者常描述成疼痛欲死，疼痛呈针刺样、放电状，历时短暂，数秒或数分钟，但会反复发作。从中医理论来看，少阳经、阳明经、太阳经在头面部循行正好与三叉神经分布区域吻合。柴葛解肌汤当中的羌活可清太阳经邪气，柴胡可清少阳经邪气，葛根可清阳明经邪气，能疏解少阳经、阳明经、太阳经经络，也就是相当于西医学三叉神经。此时服用柴葛解肌汤，能缓解三叉神经痛引起的头面部疼痛，减少疼痛发作。

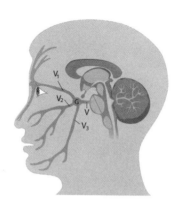

•三叉神经分布

6. 面瘫的辅助治疗剂　面瘫又被称为"歪歪嘴""吊线风"，是以面部肌群运动功能障碍为主要特征的一种常见病，常会出现咀嚼不灵、流涎、患侧眼睑不能闭合、口角歪向健侧、鼻唇沟变平、典型的口眼㖞斜、一侧面肌拉动另一侧面肌及两侧面肌的对称平衡消失的症状。

引起面瘫的原因，主要在于人体面部神经及肌肉组织失去足够的营养和津液的滋润濡养，长期下来，导致面部神经、肌肉组织抵抗力下降，因此，一旦有外因作用于这些部位，就会出现头面部神经肌肉功能障碍。柴葛解肌汤显然对这种情况很是适用，能明显改善患侧肌肉的营养不良状态，使它能有力与患侧面肌抗衡，从而恢复面部肌肉的左右对称和平衡。具体使用方法，可以在医院针灸治疗的基础上，配合服用柴葛解肌汤，由于疾病急性发作，最好使用水煎剂，并在医生指导下，向药剂中加入一些虫类药物，如蜈蚣、地龙等。服药周期一般为1周。能明显改善口眼㖞斜，使得左右额横纹及鼻唇沟对称，人中居中，咀嚼灵活。

二妙丸

二妙丸是用于清利下部湿热的基本方，是由金元时期著名医家、中医流派中养阴派的创始人朱丹溪所制，出自《丹溪心法》。方剂组成及制法如下。

炒黄柏，炒苍术，二者以等比例混合，制成丸剂。

二妙丸组成简单，就两味药——苍术、黄柏。

什么是"湿"？这是我们首先需要弄清楚的问题，杨士瀛所著《仁斋直指》中记载："天气下降，地气上蒸，二气熏蒸，此即为湿。"也就是说，自然界的湿就是天地之间的水汽循环，湿与水是同类，差别在于湿是无形的水，湿一旦聚之太过就有了形，成了水，就像我们用洗衣机洗衣服，甩水后，衣服挤不出水了，但我们知道衣服是湿的，是因为水分子以一种细微的状态弥散在衣物的纤维之中，自然界的湿也是以一种微细的状态弥散在整个空间的。当然，天地之间的水汽循环，除了有水，还有两个关键的字——循环，也就是说，这些无形的水是在不断进行有规律运动的，运动就意味着有能量，所以这里还有一个看不见的东西，那就是热能与动能，中医把它称为阳气。

湿对于自然界的生物来说，是有利的。水汽在天地之间循环，使得地球具有了温暖湿润的气候和环境，为各种生物的生存提供了基本条件。植物经过热能、动能的激发和推动，经过湿的滋润和濡养，才能完成由叶到花再到结果的生长繁衍过程。

　　湿既然有这么多好处，那湿邪又指的是什么呢？中国文化有过犹不及的说法，湿气过度就可能会产生危害。我们在上文提到，自然界中湿气是植物生长的必备条件，可是太过则会造成草木湿烂，这一点每一位种过花草的人都有切身体会。比如在广州，平均相对湿度为77%，由于空气中湿度过高，当地居民很容易感受湿邪，所以祛湿几乎是每位广东人都擅长的事情，土茯苓、薏苡仁这些祛湿的药材是广东靓汤里的常客。此外，湿是自然界天地的水汽循环，当循环运动不利时，就会导致湿气变成湿邪，同理，人身也是一个小宇宙，当我们身体内的水汽循环不利，就会导致水汽在体内运动减缓或者发生停滞，在我们身体内也会形成湿邪。

　　湿邪从五行属性来看，合土。从季节上来说，属土是五季中的长夏季。长夏是指从夏至到处暑的5个节气，处在夏、秋之间。同类相召，长夏季人体容易感受湿邪。芒种过后，气温升高、雨量增多，此时，自然界阳气较盛，降水丰富，暑热下逼，地湿上升，湿热交蒸，它是一年中气温较高、湿度较大的季节。特别是在我国长江中下游地区，则逐渐进入了阴雨连绵的梅雨季，高温、潮湿一般要持续到7月下旬出梅之后才会逐渐缓解。因此，在长夏季，人们在感受湿邪的同时，还很容易感受暑热邪气，以致此刻湿邪与热邪容易同时侵袭人体。

　　另外，从湿邪的致病特点来看，中医有"湿性黏滞，易阻滞气机"的理论。我们从湿与水的区别就可以看出，湿是"无形"的水，以一种极细微的方式弥散分布。古话道："千寒易除，一湿难去。湿性黏浊，如油入面。"这就是说，湿与正常水液比较，具有较强的黏滞性，也正是由于湿邪的黏滞性，从物理学的角度来看，它产生的内摩擦力（液体的黏滞性或黏性）就会增大，这时候就会阻滞、影响体内气血的运行，这也就是中医理论所说的"易阻滞气机"的意思。气（能量）被阻滞在局部就会转化为热能，这也就是局部"气有余便化热"，因此，湿邪积聚在体内容易造成能量运行障碍，郁积在局部化热，湿热容易同病。此外，湿邪在里，时聚时散，湿聚则热难透，就像南方与北方的夏天，在温度相同的情况下，南方的湿热比较起北方的干热来，人们常常感到愈加的闷热，这也是造成湿热容易同病的缘由。

湿邪致病还有"湿性趋下，易袭阴位"的特点。湿性趋下是其"水"性决定的，古人很早就认识到水性就下，也就是我们日常也经常会说的"人往高处走，水往低处流"的意思，其原理就是水的流动和地球引力有关，在地球引力的作用下，水从比较高的地方流向比较低的地方。因此，湿邪易侵袭人体下部，比如足部、腿部。易袭阴位，是从湿邪的阴阳属性来认识的，湿为阴邪，易袭阴位（同气感召），阴位简单理解包括下部、内部或太阳晒不到的地方。因此，湿邪病位常常在腿部内侧、足趾间及阴部（男、女外生殖器官及排泄器官）等位置。

综上所述，我们可以看出，湿热易同袭人体，且易出现湿热下注，这就是朱丹溪创立二妙丸的原因。

二妙丸是如何发挥清利下部湿热作用的呢？

二妙丸组成简单，仅两味药。苍术是标准燥湿药，朱丹溪是这样描述苍术的功效的："治上、中、下湿疾皆可用之。"明确祛湿为苍术的核心功用，认为"散风益气，总解诸郁"，因此对于湿邪引起的气机郁滞，有治疗作用，防止湿郁化热。《本草衍义》中记载："苍术其长如小指，肥实，皮色褐，气味辛烈。"因而其具有芳香化湿的特点，湿为秽浊邪气，芳香药则能对抗其浊性，这也是中医芳香化湿的原理。从现代研究来看，苍术挥发油对金黄色葡萄球菌、大肠杆菌、枯草芽孢杆菌、酵母菌、青霉菌、黑曲霉菌及黄曲霉菌等细菌、病毒具有很好的抑制作用，不流动或流动性较差的水或潮湿环境是这些细菌、病毒生长繁殖的重要条件，这些也能说明中医芳香化湿的科学内涵吧。在《本草纲目》中对苍术的记载："能除恶气，故今病疫及岁旦，人家往往烧苍术以辟邪气。"《本草正义》中记载："苍术，气味雄厚，芳香辟秽，胜四时不正之气，故时疫之病多用之。最能驱除秽浊恶气，阴霾之域，久旷之屋，宜焚此物而后居之。"古人在传染病流行的时候，常采用燃烧苍术来杀死细菌、病毒等微生物，净化空气。古代在端午节这天，人们会在家中熏烧苍术来驱瘴避秽。这些都是苍术芳香化湿功效的灵活应用。

从苍术的生长环境来看，出产于江苏茅山地区的苍术质量最优，被称为茅苍术，是道地药材。茅山地区的气候具有高温、雨量充足的特点，从理论上来说，药用动植物的活性成分有些也可能是在逆境条件下产生和积累的，苍术在这种环境下生长就有对抗逆境效应，也就是说苍术能够对抗高温、高湿，这恐怕是它用于清利湿热的重要原因。

方中黄柏用的是树皮内层，质地柔软，颜色鲜黄。黄柏的根结成球块状，状如松树下结成的茯苓一般，从本草理论来看，植物的根结成球结块状，它的能量走向必定下行，且黄柏味道极苦，性寒，能将在下、在内郁结的火清解。古代本草书中也多次提到黄柏"去火最速""降火能自顶至踵，沦肤彻髓，无不周到"，这些都是突出它的降火能力。黄柏还是非常有名的治疗口疮的要药，也是用了它的降火之性。

黄柏色黄，具有"土"性，土能胜湿，因此黄柏具有祛湿的能力。古人很早就运用了黄柏祛湿、杀菌防虫（因为湿性浊）的特点。比如古人写字的纸为了防止虫蛀，多用黄柏染成，所以这种纸就略带黄色，被称为"黄纸"。20世纪70年代，在山西应县佛宫寺释迦塔塑像内发现的辽代档案及在敦煌出土的传世档案，虽历经千载，但仍保存完整。这些纸质档案能保存至今，与其使用的书写载体——黄纸，密切相关。古代重要的文件都喜用黄纸书写，比如在《三国志》中记载："帝纳其言，即以黄纸授放作诏。"采用黄纸运用的就是黄柏祛湿化浊的功效。

中医理论中有"肾欲坚，以苦坚之""肾苦燥，急食辛以润之"的说法，而黄柏味苦能坚肾，微辛能润燥，符合肾的生理需求。且黄柏其气下行，肾居下焦，故古人认为黄柏是肾经主药。湿邪具有趋下特点，容易影响下焦，当下焦的肾为湿邪或湿热邪气侵扰时，就会影响肾的"封藏"能力，造成肾失封藏而引起肾的"不坚"。具体来说，若影响肾气的封藏，就会出现腹泻、痢疾、便血、痔疮、下肢部痿软无力、小便淋浊、男子遗精滑精及女子白带等症状。黄柏因具有清热祛湿、加强肾气封藏的能力，所以是下焦湿热病证的首选药之一。

二妙丸是清热燥湿的基础方，凡是有湿热的患者，均可以其为基础用药。后世在此基础上，制出了很多衍生方，其中最著名的是四妙丸，是专门用于"湿热下注，足膝红肿，筋骨疼痛"的湿热痿痹方药。四妙丸出自《成方便读》，它是在二妙散的基础上加入怀牛膝和薏苡仁，共四味药，故名四妙丸。

四妙丸中怀牛膝的运用，一方面是牛膝能引诸药下行，故牛膝在本方中也作为身体下部疾病的引经药。植物的根大多数横生侧根发达，而牛膝的根茎独直下，且长细而坚韧，古人认为它酷似人筋，所以能舒筋通脉。四妙丸主要针对的痿证与痹证都属于筋节间病，湿邪趋下，湿邪浸淫筋节为病，发为痹证，湿热熏灼筋节为病，发为痿证。另一方面，牛膝的命名，与它的外形有关，它的茎有节鼓起，形如牛之膝。通常认为牛多力，比如我们俗话中就有"九牛二虎之力"的说法，可见牛膝的命名中也蕴含着古人认为它具有滋补肝肾、强筋健骨的作用。与之类似的是在我们的膝盖外侧有一个专门用于强身健体的穴位，名为犊鼻穴，所谓的犊鼻就是小牛的鼻子，这种命名方法与牛膝的命名有异曲同工之意。膝为"诸筋之府"，中国武术认为"腰力发于腿，腿力源于膝"，显然膝盖与筋骨的发力有很大关系，而牛膝既可以用于湿或湿热侵扰筋节的痿证、痹证，又可以强健筋骨，使得筋骨功能恢复正常。

薏苡仁也可以算得上家喻户晓的祛湿名药了。湿邪侵袭筋脉，会使得筋脉胀大，通俗来说就是泡胀了。具体来说，大筋会出现横胀，筋脉状态软短无力，而小筋则表现为伸长而且无力。热邪侵袭筋脉，也会引起筋脉纵弛无力。

薏苡生在水田中，作穗结实于插禾之前，但采收却在收稻之后，在湿热环境下生长，具有抵抗湿热之功。且生长周期很长，古人认为它能治疗积渐之病。湿邪具有黏滞之性，病程长，且其浸淫侵袭筋骨引起的痿证、痹证，也是一个漫长的发病过程，用薏苡仁是非常恰当的。

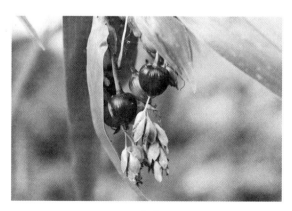

·薏苡

在什么情况下，可以使用二妙丸或四妙丸呢？

一般来说，二妙丸的功效是清热燥湿，适于一切湿热证，是一个基本方，而四妙丸是治疗湿热痿证、痹证的主要方剂。

1. 湿热邪气引发的皮肤疾病　在《黄帝内经》中就有"地之湿气，感则害皮肉筋脉"，湿邪不仅影响人体筋脉，还能影响皮肤。外界湿邪通过皮肤进入人体，因此，皮肤会首先受到影响，易患病。这一点，有过南方与北方夏天生活经历的人就能有切身的体会，北方夏天干燥，体表皮肤不接触潮湿空气，因此出汗很透，而南方的夏天，由于空气湿度高，体表皮肤为湿气黏滞，出汗不透，无法顺畅散热，常常让人觉得很闷热，这也是很多北方人无法适应南方夏天的重要原因。潮湿会使皮肤难以排泄、代谢水液（汗液），引发皮肤浸渍、糜烂，降低皮肤防御能力，且潮湿的环境有利于细菌、病毒、真菌等繁殖，会引发多种皮肤疾患。若湿疹、荨麻疹见有舌苔厚腻、身体困重或大便黏腻的湿邪为患，均可选用二妙丸。

2. 女子妇科炎症　由于湿性具有趋下特征，所以湿邪容易侵袭人体下部，影响盆腔内的组织器官。女性的重要生殖器官都在盆腔内，容易为湿邪侵扰，多见于阴道炎、宫颈炎、慢性盆腔炎及宫颈糜烂等病症。一般表现为下腹坠胀、腰痛、外阴瘙痒、白带量多，白带常色白如豆腐渣或者色黄，质地黏稠，气味较重。一般来说，慢性妇科炎症病程长、病情顽固，对抗生素产生耐药性，对抗生素不敏感，这时候，选用中医清热利湿中药，可改善盆腔及盆腔内生殖器官的湿性环境，防止细菌、病毒及病原微生物的滋生，对于治疗改善慢性妇科炎症来说是明智的选择。二妙丸作为慢性妇科炎症的辅助治疗，疗效是确切的。

3. 阴部湿疹　同样是由于湿邪趋下的原因，以致下部外生殖器官容易为湿邪所侵。会阴部位有大汗腺，容易潮湿，所以容易出现阴部湿疹。一般来说阴部湿疹可分为三大类，即男性阴囊湿疹、女性外阴湿疹以及肛门周围湿疹。可以表现为瘙痒，阴部皮肤红斑、丘疹（突出皮面的疹子），多呈对称性，抓破后还容易渗出黄水，一抓以后丘疹蔓延成片，病程长了以后还可出现皮肤增厚，呈苔藓状。这种疾病顽固难治，病程一般比较长，几个月、数年，且容易反复发作。由于外阴部皮肤黏膜薄嫩，不宜长期使用含激素类的外用药膏，此时选择安全、合适的中成药，配合中药外洗是比较理想的选择。二妙丸就是针对这种情况较常用的中成药。

4. **痛风性关节炎** 是由于长期嘌呤代谢障碍、血尿酸增高，导致尿酸结晶沉积所致。正常情况下，尿酸在组织中含量很低。当血液中尿酸含量高于 476 μmol/L 时，尿酸盐就会沉积，而最容易沉积的部位就是关节囊、软骨和骨端的骨松质。从中医理论来看，这些人体代谢废物就是湿浊邪气，尿酸盐沉积于关节，也是湿浊邪气侵袭关节。临床痛风性关节炎急性发作的时候关节出现红肿、热、痛，甚至会有痛风石的形成，病程长、反复发作的特点也符合中医湿邪黏滞的特性。可选用四妙丸作为辅助治疗剂。

5. **痿证** 所谓痿证，就是肢体筋脉弛缓、软弱无力、不得随意运动，日久而致肌肉萎缩或肢体瘫痪为特征的疾病，是典型的筋脉疾病，而湿热邪气影响筋脉系统可以引起这种病症。患者通常表现为下肢痿证（湿性趋下），如两足发软、站不稳、不能行走或者下肢软弱、站立不能持久，头部俯倾时腿脚发麻、肌张力下降、舌苔厚腻。这时候可选用四妙丸作为辅助治疗剂。当然，我们也不要等到疾病发展到这么严重的情况来用药。实际上，当身体感受湿邪，湿性趋下，出现下肢沉重无力的时候，就可以吃一段时间四妙丸以改善这种状况。

脏腑调理篇

本篇主要介绍了调理心脾的归脾汤、健脾益气的补中益气丸、健脾祛湿的参苓白术散、调理脾胃的麻子仁丸、补肺卫之气的玉屏风散及补肾的肾气丸类方。

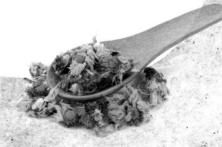

归脾汤

女性一生以血为用，血液耗损的机会很多。很多女性都会或多或少出现过血虚之证。中医理论认为"心主血脉"，血液由心所主，心血不足则无以养心神，继而出现失眠、健忘等症。而归脾汤组方的主要目的则是针对心血不足、心神失养中的某一类状况。

归脾汤的方剂组成如下。

白术、当归、白茯苓、黄芪（炒）、龙眼肉、远志、酸枣仁（炒）各3克，木香1.5克，甘草（炙）0.9克，人参3克。

——《正体类要》

我们都知道，血液是在人体脉管中流动的红色液体，赤色属火，心为火脏，二者同属五行的"火"行，因此中医有"心主血脉"的说法。归脾汤针对的是心血不足引起的心神失养的状况，那该如何补养心血呢？中医理论认为，补养心血有多条途径，比如肾精化血、肝血滋养心血。而归脾汤补养心血却走的是一条最主要的"生血"之道。

中焦（膈肌到脐部）脾胃消化食物，吸收营养，为血液的生成提供最基本的物质基础，血液的基本组成成分是营气和津液，这都是来源于脾胃，俗话说"一滴血十碗饭"也说的是这个理。可是，营养物质如何能变成红色血液呢？这就需要上焦（膈肌以上）的心发挥"心生血"的作用。脾胃具有输布营养物质的作用，最主要的运输路径是向上布散，这就是中医理论所说的"脾主升清"，当营养物质输布到上焦时，心就能

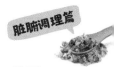

发挥它是五行"火"脏的特点，营养物质通过心的"同化"作用，继而变为红色的血液，整个脾胃与心的这种化生血液的生理功能，也就是《黄帝内经》中所记载的"中焦受气取汁，变化而赤是谓血"。

归脾汤就是通过健脾气、补心血、养心神来达到治疗效应的，所以它在临床上更适用于脾气虚、心血不足的心脾两虚型的健忘失眠病症患者。

接下来，我们来了解一下归脾汤是通过哪些药物的功效来启动人体这条脾胃与心的"补血"通道吧。

归脾汤中的人参、白术、黄芪、茯苓、甘草及木香等都是针对脾胃的药材，其中人参、白术、黄芪、茯苓及甘草可大补脾胃之气，黄芪上行力量很足（参见玉屏风散相关内容），能将中焦脾胃消化好的营养物质更好地输布到胸腔，有助于心生血。木香从名字都可以看出，气味芳香，脾胃喜芳香，能助脾胃运化，使中焦脾胃能够很好地消化饮食物，吸收营养物质；此外，木香作为芳香类药物，其所含挥发性成分多，味辛，主升，也能发挥类似黄芪的助心生血的作用。

酸枣仁与当归都是针对肝血的药材，肝在五行属木，心在五行属火，木生火，因而调整肝血以益心血，这是运用了五行相生的理论。这里我们要突出讲讲龙眼这味药材的作用，这里说的龙眼是水果龙眼的干果。我们都知道龙眼壳的颜色是土黄色的，是五行中"土"所主颜色，龙眼味甘甜，这是五行中"土"所主之味，脾胃属人体"土"这一行，龙眼肉有很好地健脾作用，新鲜龙眼多汁，这也就是"中焦受气取汁"，可是我们知道，要生血，还得要"变化而赤是谓血"。因此，龙眼入药并不是鲜果，而是龙眼干，无论是采用传统方法利用太阳晒制，还是现代利用烘焙烘干，都是通过热力作用，使其色泽变为红紫色，这也是利用了"火"的同化作用，使它"变化而赤"。龙眼干煮出的汤汁，味厚、质稠、色红褐，也与血液的特点很一致。在南方，生小孩坐月子的女性基本都要吃龙眼干，就是利用它有很好的补血、生血功效。

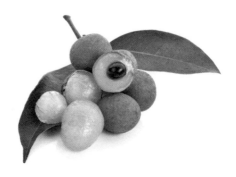

·龙眼

归脾汤一开始创方，其主要目的是治疗健忘、失眠这些心神失常的病症，而远志、酸枣仁都可以直接针对这些症状。远志，古人认为其有不忘强志的功效，故称远志，能直接针对健忘、神昏之症进行治疗；酸枣仁，能针对睡眠进行调治，在《神农本草经》中就记载有"主烦心不得眠"。

目前市场有售的归脾汤剂型众多，主要有丸剂、片剂，且规格多样，多采用温开水或生姜汤送服。水蜜丸每次服用6克，小蜜丸每次服用9克，大蜜丸（每丸重9克）每次服用1丸，以上剂型均为每日服用3次。浓缩丸剂，每次8～10丸，每日服用3次；片剂，口服每次4～5片，每日服用3次。以上剂型，患者可根据个人服用习惯选用。

适用于归脾丸的人群，具有以下特点：体质虚弱，易于疲劳，面色较黄、没有光泽，食欲不佳，睡眠不好，记忆力较差。

1. **血液系统疾病的辅助治疗剂**　归脾丸的创建遵循了《黄帝内经》的"心生血"理论，治疗脾胃功能低下，心血不足的各种病症。所以，对于血液系统的各种病症，比如血小板减少性紫癜、缺铁性贫血、白细胞减少症均有明显的治疗效果，能有效改善贫血，迅速升高白细胞和血小板，对于血小板减少引起的皮肤点状、斑状出血有明显治疗作用，还能显著改善鼻、生殖器官、泌尿系统出血症状。对于贫血引起的头晕、耳鸣、记忆力下降等症状均有明显效果。一般以1个月为1个疗程，1～2个疗程后即可治愈或明显好转，服药2周后各种症状就可以明显改善或消失。

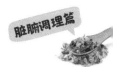

2. 放射性疗法及化学疗法副作用的缓解剂　放射性疗法及化学疗法是西医治疗癌症、杀死癌细胞的常规疗法，但是它们在杀死癌细胞的同时，也对身体的正常细胞与正常生理功能造成损伤，所以在实施放射性疗法及化学疗法后，患者常常出现各种副作用，如食欲下降、体重减轻、全身倦怠，并会出现焦虑、失眠的情绪特征，而且还可以出现明显的血液白细胞数目急剧下降。这时服用归脾丸，可以提高人体脾胃功能，使得食欲、体重增加，减轻倦怠感；同时，归脾丸还可使心血滋生，使得心主血脉、心主神明的功能得到改善，从而焦虑、失眠的异常情绪得到改善。另外，它升高血液白细胞数目更是明显而迅速的，这对于提高癌症患者的生存质量非常有帮助。

3. 虚弱型精神、神经障碍的调节剂　对于出现易于疲倦的虚弱体质患者，归脾丸可对患者出现的神经衰弱及更年期综合征有较好的调节作用。对于头晕、头痛、头重、走路不稳及精神抑郁、焦虑、失眠等症状均能明显改善。半个月至 1 个月为 1 个疗程，服用 1 ~ 2 个疗程后有明显效果。

4. 脑力劳动者的强效补给剂　现代社会脑力劳动者越来越多，工作压力也越来越大，使得人们用脑过度的情况也越来越普遍。当大脑过度劳累时，脑部的血流量就会增加，所消耗的血液也就增加了，就是说我们通常所说的用脑过度，也就是中医所说的心血过耗。在《射雕英雄传》中，桃花岛岛主黄药师的夫人就是由于产后本身血虚，再加上一时强记《九阴真经》，耗尽心血，因而香消玉殒。当然，一般情况下，用脑过度并不会立即严重到危及生命，最常见的就是出现情绪问题，如情绪不稳定、动不动就发脾气、沮丧等，严重时会导致焦虑症或抑郁症。此外，长期的用脑过度，还容易引起头晕、耳鸣、思路不清及记忆力明显下降，所以我们现在经常会听见一些年轻人感叹"脑子越来越不好使了"。此时若能坚持服用归脾丸，即可以预防这种用脑过度的发生，使我们始终保持在职场的竞争力。

5. 顽固性失眠的治疗剂　适合应用归脾丸的失眠症患者常是脑力劳动者，平时思虑很重，长期超负荷的思虑，使得他们的心（中医所说的主思考的心）长期处于兴奋紧张状态，过度兴奋与紧张使得他们到了晚上也没有办法安静下来，所以无法顺利入睡。由于睡眠不好，会导致其心血生成更加不足，从而形成恶性循环。而坚持服用归脾丸，有助于改善这类人群的睡眠质量。

6. **多愁善感，体弱多病女性的长期保养剂**　生活中有些女性朋友，性格内向、敏感多虑、疑心较重，长期如此，必然导致心血暗耗、脾胃功能低下。会出现食欲不振、易于疲倦、面色萎黄、失眠及体质虚弱的症状。这类人群可以长期服用归脾丸，有助于改善体质，从一个多愁善感的"林妹妹"变成健康活泼的现代女性。

归脾汤相关中医理论——"血者，神气也"

中医有心主血脉的说法，神则藏于心所主的血脉中，即血液中。血液是精神活动的物质基础，人体内神志活动最为丰富的器官——脑组织，对于血液的依赖非常明显。人脑的血供丰富，安静情况下，占全身供血量的 15%～20%。而且，氧气和葡萄糖在脑内的贮存几乎接近于零，它需要心脏连续不断输送血液，才能维持脑的神志活动。现代研究发现，当心脏停止跳动、脑缺血 30 秒，会导致脑神经元受损；脑缺血 2 分钟后神经细胞代谢停止；脑缺血 5 分钟后神经细胞开始死亡，大脑皮质出现永久性损害。这也是在患者心脏停止跳动一段时间后，即使抢救过来，出现植物人症状的概率也会比较高的原因。另外，血液通过心脏运行到我们的周身组织，尤其是头面官窍（眼、耳、口、鼻、舌）及末梢循环，使得它们感觉敏锐，活动灵巧，这也就是古人说的"目得之而能视，耳得之而能听，手得之而能摄，掌得之而能握，足得之而能步"的意思。

归脾汤通过健脾，将营养物质奉心化血，自然就能发挥"血者，神气也"的心主神明的功能，治疗心神失养的健忘、神昏、失眠之症。

补中益气丸（汤）

补中益气汤是中医补益脾胃学派创始人李东垣所创立的名方，是补益脾胃最有效的方剂之一。方剂的组成如下。

黄芪18克，炙甘草9克，人参6克，白术6克，当归身6克，橘皮6克，升麻6克，柴胡6克。

——《内外伤辨惑论》

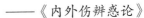

为了让大家知道这首方剂怎么用、为什么这么用，我们先来了解一下《黄帝内经》中告诉我们有关脾胃的一些基本原理吧。

中医所讲的脾，与西医学所说的脾脏并不是一回事，中医的脾指的是承担人体消化饮食、输送营养物质功能的单位，换句话说，脾胃就是人体内的食物加工及配送中心。中国的农业有着至少几千年的发展史，人民都是靠土地吃饭，而脾这种消化饮食物、输送营养物质的功能，可维持人体生命，与"土地"的作用一致。脾五行属于"土"，所以又被称为土脏，李东垣所创立的补益脾胃学派，就被称为补土派。脾对应的方位在五行是中央，脾的能量叫作"中气"，补益脾气也就可以叫作补益中气，这也是补中益气汤名称的由来。

脾不仅仅承担着消化饮食物的工作，还承担着完成营养物质输送的工作。饮食在胃肠道进行消化，营养物质通过脾来输送，这种输送的特征是什么呢？两个字——"上"和"散"，且都以上升为主。后世医家领悟《黄帝内经》对于脾胃功能特征的描述，明确提出了"脾主升清"理论，这是中医理论中非常著名的一个说法。脾气通过升举之力将营养物质输送到人体上部组织器官，包括人体的头面五官。所以，当人体"中气"充足，脾的"升清"功能正常时，人体（尤其是头面部的眼、耳、口、鼻、脑）就能获得充分的营养，也就能耳聪、目明、脑健。

当然，脾也"散"。脾对应的方位五行是中央，古人认为中央具有交通四方的重要作用，中国兵法中也有"中原乃兵家必争之地"的说法，这也是由于中原地带居中，交通便利，故有"逐鹿中原"之说。我们人体当中的脾也具备这样一个交通四旁的作用，它能将营养物质输送到人体的四旁，而人体的四旁主要是指四肢部，中医就有了"脾主四肢"的理论。脾能将营养物质输送到人体的四肢，以维持四肢的正常生理活动，四肢、肌肉的活动能力及肌肉的发达程度都与脾气散精的作用有密切的关系。这是一种典型的"事在四方，要在中央"的管理运作模式。

一旦脾的能量不足，中医称其为脾气虚（气，简而言之，就是能量），脾加工食物的能力下降，人体就会出现食欲不振、腹胀、腹泻等消化系统功能低下的症状；一旦脾输送营养的功能下降，则会出现疲倦乏力、整个人少气懒言等人体能量低下的状态；头面五官营养不足，会出现耳鸣、头晕眼花等症状；脾输送营养给四肢的能力下降，就会出现四肢无力、肌肉瘦弱、慵懒不想动等情形。

补中益气汤就是针对这些情况而创立的，让我们来看看它是通过什么药物配伍，来实现改善人体内加工及配送食物能力效果的吧。

补中益气汤中黄芪是主药，黄芪可能很多朋友都熟悉，有些朋友经常用黄芪煲鸡来补身子，从它的名称我们就可以知道它的作用。黄，黄色，在五行属土，与脾同属一类，黄色是脾的本色，古代养生家将脾称为"黄婆"，而且黄芪这味药本身色黄，与脾有密切的联系，大家都是同盟军；芪，又可写作耆，古代把60岁以上老者称为耆，具有师长、长者的意思，最早的药物学著作《神农本草经》中认为黄芪有"补虚"之力，结合起来，就是说黄芪是补虚药物当中的长者，是补药当中的老大，而这种补益力主要作用于脾，所以它有很好的补脾作用。人参、白术、炙甘草都是用于加强黄芪补脾作用的。

对于黄芪品质优劣的判断，很多中药著作都有描述，如"形如箭竿

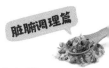

者佳""大而肥润箭直良""体直无分枝，味甜者佳"。从这些描述中我们可以看出，黄芪药效好坏与它是否笔直向上、形如箭杆有关系，古人要用它的升提之力，所以黄芪又被称为箭芪，它对于脾主升有很大裨益。

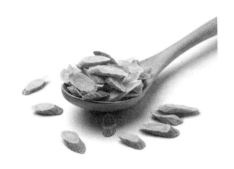

·黄芪

方中还用了升麻、柴胡，这两味也是升提药，《本草纲目》中记载："升麻引阳明清气上行，柴胡引少阳清气上行。"这两味药好比是左右参将，能加强黄芪升提脾气的作用。由此我们可以看出，整个补中益气汤可加强脾的能量，同时有助于脾将营养物质向上输布。

当归作为补血药，在补中益气汤中的运用价值又是什么？脾气虚可导致血虚，中医认为，脾为气血生化之源，脾胃将食物消化成营养物质，而这些物质是气血化生的物质基础，因而脾虚会引起血虚，致使很多脾虚的人出现面色萎黄和贫血。

补中益气汤作为一个调理虚损的常用方，如今在一般的药房，我们都能买到成药。目前市场在售的补中益气汤有丸剂，称补中益气丸，分大蜜丸、小蜜丸、水丸3种，可根据说明书服用；还有口服液，称为补中益气口服液，每支10毫升，每次服用1支，每日2～3次；另外，还有散剂，称为补中益气颗粒。均可酌情选用。

补中益气汤适用于脾虚体质、过度疲劳，或是大病、久病之后，出现面色黄、光泽度欠佳，食不甘味，四肢乏力，头晕眼花，懒得说话，一动就出汗，全身肌肉较为松弛的人群。

1. 低血压患者的首选 很多人都知道高血压，也知道它的危害性，但却会常常忽视低血压。医学上一般认为，成人血压低于 90/60 毫米汞柱，老年人低于 100/70 毫米汞柱，就可被认定为低血压。在健康人群当中，有 2% ~ 4% 的人处于低血压状态，但患者本身却往往感觉不到任何不适，因此很容易被人们忽视。低血压多见于体质瘦弱的女性、老年人以及一些长期从事重体力活动的劳动者，而且患者往往具有家族遗传史，尤其是在西北高原地区，低血压更是一个常见病、多发病。

实际上，相当比例的低血压患者是没有什么明显症状的，只是在体检时偶然发现血压低于正常值。当出现比较典型的症状时，常可感觉精神疲惫、四肢乏力，出现头晕、头痛、眼花及胸闷，尤其会在午饭后嗜睡，精神无法集中，容易晕车、晕船等症状，当体位发生变化时，比如早晨起床坐起，较长时间蹲位突然站立等，可出现眼前发黑、头晕、心慌，甚至昏厥，平躺后症状可略有减轻，严重患者甚至会卧床不起。

排除器质性疾病引起的低血压，从中医角度来分析，这些低血压症状都是属于年老体弱、体内的脾气虚，没办法把充足的能量提供给头目所致，是人体上部头目、心肺等组织器官营养障碍所引起的症状。此时应用补中益气汤，能够改善人体这种脾虚无法升提输送营养的状况。补中益气汤可平稳提压，且作用持久，愈后不易复发，患者服用也无任何不良反应。一般来说，在发作期，可使用补中益气汤煎剂，待将症状控制后，再服用成药（如补中益气散或补中益气口服液），可连续服用 1 ~ 3 个月，并每日记录血压值，待血压稳定升高后，再服用 10 ~ 20 天以巩固疗效。

2. 患无力排便型习惯性便秘的老年人的福音 生活中，许多老年朋友都有"习惯性便秘"的毛病，给安享晚年的退休生活带来了难言的痛楚。很多老年人感慨，排出来了，就会觉得一天都舒服，否则一天都不得劲儿。排除器质性疾病引起的便秘，实际上，老年人习惯性便秘与年老体衰、脾气虚弱、胃肠功能减退有关。脾主管整个消化道的功能，老年人由于衰老，脾的能量下降，因此，胃肠道运动缓慢，食物残渣在肠内停留过久，水分被过分吸收，使得大便过于干燥，引起排出困难。同

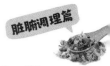

时，人体在排便时，需要很多肌肉来"使力"，如胃肠平滑肌的蠕动、腹肌及膈肌的收缩以及肛门外括约肌的收缩与扩张等，只有这些肌肉强健，功能正常，才能保证排便的顺畅。从中医理论来看，肌肉也是属于五行体系的"土"，与脾同属一类，在《黄帝内经》中就明确指出"脾主肌肉"，脾能够提供营养物质给肌肉，所以肌肉的强健与否与脾的能量是否充沛有密切的关系。老年人由于脾的能量低下，可以引起肌肉的松弛、无力，使得胃肠平滑肌的蠕动，腹肌、膈肌、臀大肌的收缩以及肛门外括约肌的收缩与扩张都不得力，这时候自然就容易出现便秘。对于这种无力排便型的习惯性便秘，很多老年人都依赖泻药来解决问题，如番泻叶、芦荟、果导片等。这些药物虽然能解决燃眉之急，效力快，一吃就排便，但多数情况下，远期疗效不好，会出现停药后便秘加重、药物依赖等副作用，甚至出现泻药性肠病。因为这些药物只是暂时刺激胃肠道蠕动，促使排便，并没有增加脾的能量，反而是过多调动、使用本已经不足的脾能量。所以，要从根本上解决这个问题，只能是增强脾能量，提高脾输送营养给肌肉的能力，使得肌肉强健有力起来。补中益气汤显然是可以用于解决这一问题的，一般以1个月为1个疗程，也可根据具体情况，增加疗程。

3. 反复发作的口腔溃疡　日常生活中受口腔溃疡困扰的人很多，病虽不大，痛苦却不小，十分惹人厌烦。口腔溃疡民间一般认为是上火，可是很多情况下，清热泻火药并不见效，仍然反复发作。从西医学的角度来看，这种反复发作的口腔溃疡通常原因不明，口腔溃疡频繁发作与免疫功能低下也有一定的关系。从中医学角度来看，这与脾的生产、输送营养，尤其是向上部输送营养有关系。口腔本身就是脾在人体体表的"窗户"，中医有"脾开窍于口"的说法，所以这种情形下，使用补中益气汤增强脾的能量以及脾主升清的功能是非常有必要的。当然，并不是所有的口腔溃疡都适合用补中益气汤，那么，什么样的口腔溃疡适合使用补中益气汤呢？一是具有反复发作的特点，口腔溃疡此起彼伏，病程长，愈后常易复发；二是服用清火药物无效；三是溃疡面较大，颜色灰白，或者表面被白色荚膜覆盖，疮面凹陷，溃疡周围黏膜并不是特别鲜红，应呈淡红色，溃疡收口较慢；四是舌头颜色淡红，舌体比较胖，舌头两边可以看到牙齿的咬痕。一般服用 20 天即为 1 个疗程，为了断根，巩固疗效，可酌情服用 1 ~ 3 个疗程。

4. 过敏性鼻炎的调养剂　由于过敏性鼻炎是一个慢性反复发作的疾病，患者往往长期忍受着鼻炎的折磨。有些患者每天早晨起来频繁打喷嚏，稍微有点小感冒或赶上换季，遭遇灰尘、花粉刺激，尤其是到了夏天办公室空调一吹，鼻炎就会发作，打喷嚏、鼻子堵到要靠嘴来呼吸，严重的甚至夜里被憋得喘不过气来，鼻塞闻不到气味、头疼脑涨、鼻涕邋遢，长期还可引起记忆力下降，对生活和工作都会造成不小的困扰。有些过敏性鼻炎患者甚至发出"希望有生之年，让我重新回归自由呼吸的感觉"的感慨。从中医角度来看，鼻子等五官需要靠脾输送营养物质才能维持正常功能，而这种慢性发作的过敏性鼻炎，属于中医所说的虚损性疾病。脾土生肺金，脾为肺系统提供营养物质，而鼻属于肺系统，在过敏性鼻炎的非发作期，使用补中益气汤，可以强化鼻部的防御功能。补中益气丸（汤）可配合玉屏风散一起使用，效果更佳。具体可参见本书有关玉屏风散部分的相关内容。

5. 神经性耳鸣的辅治剂　几乎每个人都有过耳鸣的经历，但多数时候都是一过性的。而一旦出现持续性的耳鸣，这就是一种疾病状态。耳鸣可由于劳累、压力等因素诱发或者加重，休息后可明显减轻，患者可出现明显疲乏感，食欲不佳，头昏昏沉沉。另外，如果耳鸣耳聋，五官科检查发现耳膜内陷，也可使用补中益气汤作为辅助治疗剂，中医认为"陷者升之"，用升提脾气的方法来辅助治疗这种耳膜内陷的耳鸣、耳聋症也是很有效的。其实，西医治疗这一类耳鸣，主要是采用一些神经营养剂，这和使用补中益气汤升提脾气，为耳提供更多能量与营养的治疗思路也是很一致的。一般来说，神经性耳鸣使用补中益气汤，以 3 周为 1 个疗程，根据具体情况，可使用 1 ~ 3 个疗程。

实际上，无论是神经性耳鸣、过敏性鼻炎，还是反复发作的口腔溃疡，这些可以使用补中益气汤来进行治疗的头面五官疾病，都是一些虚损性、慢性疾病。通过增强"脾主升清"的能力，为头面五官提供更多的"清气"，也就是营养和能量，对于改善和治愈这一类头面五官虚损性疾病是非常恰当的。

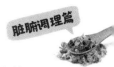

6. 慢性疲劳综合征的振奋剂 慢性疲劳综合征可以说是现代社会的一个时髦病，也是一种常见的都市病。在国外，慢性疲劳综合征又被称为雅痞症，它与都市工作节奏加快、生活压力增大、社会竞争日趋激烈以及生活无规律等因素密切相关，因此很多都市白领成了被慢性疲劳综合征纠缠的首选对象。患者常常抱怨说，整天有气无力，无精打采，不想动，周身不适，肌肉酸痛，稍稍一动身体就冒虚汗，头痛，容易感冒，整个身体抵抗力下降。另外，慢性疲劳综合征患者还会常常伴随有精神方面的一些症状，如心烦意乱、失眠、多梦等。补中益气汤具有很好的改善"有气无力"症状的效果。因为这里的"无力"是由于脾胃这个人体材料加工厂不能有效地工作，以致无法将送进来的原材料合成产品，而机体得不到这些产品的给养，各个部门就都出现了问题。我们前面也提到了"脾主肌肉"，脾不能输送能量和营养给肌肉组织，主运动的肌肉不再想运动；脾不能输送能量和营养给身体的防御体系，那么机体保家卫国、防御外邪入侵的战斗力也大大减弱，所以，就会出现全身没劲儿、发热、容易出汗等症状。补中益气汤能有效逆转这一情况，一般服药时间要稍长一些，建议服用 1 ~ 3 个月，如果精神症状明显，建议与逍遥散一起联合使用。

7. 下垂内脏的托举剂 人类生活在地球上，时时刻刻受到重力作用，而我们人体的内脏组织之所以能保证不下垂，不脱垂，与脾主升提的作用密切相关。中医理论认为，脾主升清的功能有助于维持内脏位置的恒定，防止其下垂。当然，脾的这种维持脏器位置恒定的能力，和它主肌肉，为肌肉提供能量和营养的作用有关系。我们知道人体的肌肉系统除了心肌以外，主要是平滑肌和骨骼肌，我们的内脏主要是由平滑肌构成的，这些内脏平滑肌及其相关的脂肪等都是由脾来供能，正是由于这些肌肉和脂肪的作用，才能防止内脏下垂。脾的这种作用，有些显而易见的事实可以支持，人年纪大了，衰老了，可以明显发现肌肉松弛、弹性差，并且面部肌肉下垂，这其实就是脾为肌肉供能能力下降，肌肉失去营养和升举力的明证。

常见的内脏下垂有胃下垂、子宫下垂和脱肛（直肠下垂）。胃下垂患者，常常体型瘦弱、面容憔悴，易于疲劳、胃口较差、吃完东西很容易胃胀、经常腹泻、腹肌松弛无力。子宫下垂，一般与多孕多产有关，或者与孕期、产期营养跟不上，生产过程过度用力消耗，子宫内壁不能良好收缩复原等有关，小产、清宫术等也可以导致子宫脱垂。脱肛常见于小孩或老年人，因为老年人脾胃已衰，小儿脾气未旺。另外，由于脾胃虚弱，排便异常，如反复腹泻可引起直肠自肛门脱出，便后能自行还纳，或者老年人便秘，用力努挣，也可以导致直肠黏膜肛管脱出。无论是胃下垂、子宫下垂，还是脱肛，患者都有一个共同的体会，那就是难以名状的重坠感。中医讲"陷者升之"，用补中益气汤升阳举陷的作用，均能有效升提下垂的脏器，而且，我们还可能得到意外之喜，比如提紧面部肌肉，防止皱纹，同时有助于眼部轮廓上提，防止眼袋的形成，甚至对于防止乳房下垂，保持乳房的坚挺都有一定的帮助。一般以 30 天为 1 个疗程，可根据具体情况选择 2～4 个疗程。

另外，一些病后、术后恢复期患者，如果出现明显瘦弱、疲倦乏力、食欲不振及食后腹胀等症状，都可以选用补中益气汤进行调理，有助于患者尽快恢复到健康状态，同时避免一些病后及术后后遗症的出现。一般可服用 3 个月至半年。

补中益气汤显然是个好药，而且有成药，使用起来十分方便。但是，也不是每个人都适合使用这个药，本药的适应证关键在于一个"虚"字。如果患者体质壮实，或是饮食积滞等情况下，就不适合选用该方。另外，高血压患者也慎用，如需使用，要在医生指导下应用。

参苓白术散

中医认为，掌管人体消化系统功能的是脾，脾五行属土，它的生理特性是喜燥恶湿，也就是讨厌湿。其实在日常生活中，我们也有这样的体会，当空气湿度很高时，我们常常觉得口里面黏黏的、很不清爽，胃口也不好，严重的还会拉肚子。这正是由于脾讨厌湿气的生理特性，所以它致力于将水在人体各个部位均匀分布、濡润机体，又不至于使水湿出现局部或全身潴留，这就是脾主运化水湿的功能。当脾虚，脾功能低下时，它运化水湿的能力会下降，可以导致水湿在消化道内潴留，或者是外在湿气的侵入，比如淋雨，食用过多冰水、冷饮，超出了脾胃运化水湿的能力，这些均可导致水湿在消化道内潴留，导致粪便中含水量增加，从而出现不成形的稀质粪便或者水样便。

由此可见，脾虚和湿盛是引起腹泻最关键的两个因素。参苓白术散，是为治疗脾虚挟湿的泄泻而设的，它出自宋代官方颁布的药典《太平惠民和剂局方》。方剂的组成及制法如下。

莲子肉（去皮）500克，薏苡仁500克，缩砂仁500克，桔梗（炒令深黄色）500克，白扁豆（姜汁浸，去皮，微炒）750克，白茯苓1000克，人参（去芦）1000克，甘草（炒）1000克，白术1000克，山药1000克。

上为细末。每服6克，枣汤调下。

——《太平惠民和剂局方》

参苓白术散牢牢抓住了引起腹泻的两个关键因素——脾虚和湿盛。其中应用人参、白术、山药及莲子肉可健脾益气兼以化湿；薏苡仁、砂仁、白扁豆及茯苓等可化湿兼以健脾。本方中茯苓、山药、薏苡仁、莲子、白扁豆、砂仁及桔梗都是药食两用的，所以这个中成药是比较温和的。

我们这里着重介绍一下白术与茯苓这两味药在健脾化湿方面的作用。古人有"以术作饮甚甘香"的说法，味道甘美、气味芳香都是脾胃所主的气味（参见归脾汤的相关内容），白术入脾经能补益脾气，被认为是"补脾脏气第一要药"，几乎所有补脾方剂中都有用到它，可以说是健脾补气的"主力"。白术这味药在初夏时开花，在入伏时结果，在夏秋之间自然界空气湿度最高的时候生长最旺盛。所以，中医认为它有非常强大的抵御外湿的作用，有健脾兼以祛湿之效。

茯苓为多孔菌科寄生植物茯苓的菌核，寄生于松树的根部，以化湿为主，兼可健脾。唐代诗人李商隐就有"碧松之下茯苓多"的诗句。野生茯苓在雨后生长较快，容易显现出来，所以它的化湿能力很强。此外，茯苓还能健脾益气，在古典名著《红楼梦》中就记载了茯苓霜，用鲜茯苓祛皮，磨浆，晒成白粉，将它"拿人奶和了，每日早起吃一盅，最补人的——没有人奶就用牛奶，再不得就是用滚白水也好"。另外，还有一种滋补性传统名点——茯苓饼，用茯苓霜和精白面粉做成的薄饼，是北京的著名特产，也是全国各地游客去北京必买的土特产之一。茯苓饼之所以被称为北京名点，流传至今，据说还和慈禧太后有关。相传慈禧在香山行宫养病时，遇见香山法海寺的老方丈，这位老方丈已经近百岁高龄，仍无病无痛，老方丈向慈禧太后介绍自己的养生经验时，就提到了这种茯苓制成的白饼子，结果慈禧非常感兴趣，并把它的制作方法带回了宫廷，御医们经探讨将其载入太医院"仙方册"中，认为其确实益人，尤其对老人、儿童滋补最好。

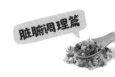

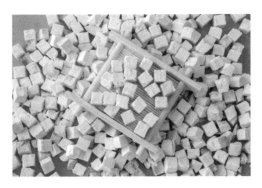

·茯苓

参苓白术散主要针对的是脾虚湿盛，脾胃在五行属土，土位于中央，脾胃居于中焦，是升降的枢纽，这就好像是十字路口的交通，直行的直行、右转的右转、左转的左转。脾气升，运化水谷精微以灌溉四旁；胃气降，受纳、腐熟水谷，传送糟粕于体外。这也就是古人所说的："人之中气左右回旋，脾主升清，胃主降浊，在下之气不可一刻不升，在上之气不可一刻不降，一刻不升则清气下陷，一刻不降则浊气上逆"。

《神农本草经》中记载桔梗"主治腹满肠鸣幽幽"。肠鸣其实是肠蠕动时，肠管内气体和液体随之流动，继而产生一种断续的咕噜声，形成的主要原因就是消化不良。肠道产气过多，会导致肠道不能顺畅循环。腹泻之物是本应该随着脾气升、运化上行的水谷精微，反而下行了，就好比十字路口原本应该左转的车走到右转车道去了一样。桔梗气辛能升，味苦可降，显然有助于中气的左右回旋，脾升胃降，因而针对脾升胃降失调的状况有很好的调整作用。

另外，通过仔细观察会发现，本方中白扁豆、桔梗、甘草都提到炒制，这也是为了更好地符合脾的生理特性——喜燥。燥能胜湿，也是针对参苓白术散治疗湿盛的病理机制，有强化药物功效的作用。

适合参苓白术散的人群具有以下特点：食欲较差，不想吃东西，易于疲倦，呕吐或腹泻，体形瘦弱或虚胖。

1. **儿童腹泻良方** 几乎每个宝宝在成长过程中都不止一次地发生过腹泻，尤其是年龄较小的宝宝。小儿腹泻是仅次于呼吸道感染的排在第二位的常见病、多发病。尤其每年到了夏季6～8月份，更是婴儿腹泻发生的高峰期。这是怎么回事呢？随着小儿的降生，脾胃消化系统的功能才开启，但是消化系统的发育成熟是需要一段时间的，刚出生的宝宝只能吸食乳汁，没有办法消化半固体、固体食物，小儿与成年人比较，其脾胃功能是比较弱的，所以小儿较易出现脾虚的情况。另外，每年6～8月份是自然界湿度较高的时候，外在湿气容易侵扰人体，影响脾胃消化系统功能，而小儿脾胃发育尚不成熟，其运化水湿能力也较弱，这时当然就非常容易出现脾虚湿盛，进而出现腹泻。这种脾虚湿盛泄泻在小儿泄泻中占有相当大比例，所以针对儿童腹泻，无论是急性腹泻，还是慢性腹泻，只要患儿出现精神较差、疲倦，泄泻物中有未消化食物，均可选用参苓白术散。乳儿服用散剂时，可把它溶解在温水或乳汁当中进行喂食。

2. **儿童厌食症的调理剂**　让很多宝爸宝妈很头痛的一件事，就是家里的小宝宝不愿意吃东西，一到吃饭的时候就发呆，拿着小勺在碗里拨来拨去，就是没有多少东西吃进肚，无论大人们怎么诱哄、威胁甚至打骂都无济于事，有些妈妈更是说一到宝宝吃饭感觉头都大了。这种儿童时期出现的食欲减退或消失，实际上表明的是孩子机体消化功能出现紊乱，从中医角度来说，就是小儿脾虚，身体不愿意接受食物，增加了脾胃的负担。有些儿童还会出现季节性的厌食症，到了夏季暑湿季节，就变得全然没有食欲了。厌食症若长期发展，可导致患儿营养不良，以及各种维生素与微量元素缺乏，严重影响小儿生长发育。给小孩服用一段时间参苓白术散则可明显改变这种状况，以半个月为1个疗程，如果条件允许的话，可以服用时间长一些，可服用1～3个月，对于改善小儿体质、促进儿童正常生长都很有好处。

3. **慢性肠炎、肠易激综合征的辅助治疗剂**　参苓白术散不仅仅可以应用于小儿，对于成年人的慢性肠炎、肠易激综合征也有很好的疗效。慢性肠炎患者常有消化不良、腹胀、腹痛及腹泻等症状，而且腹泻时间较长，易反复发作，长期下来，患者体型都较为消瘦，这种慢性消化道疾病，从中医角度来看，脾虚的出现则是必然的。此外，这种慢性肠炎患者泄泻物中常夹有黏液物质，这就是中医所说的痰湿的一种表现形式，

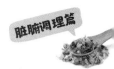

所以慢性肠炎患者服用参苓白术散能改善脾虚有湿的状况，对于稳定、缓解、治疗疾病很有好处。肠易激综合征是一种胃肠功能紊乱疾病，有些患者一吃东西就出现腹泻，大便呈稀糊状，里面黏液很多，同时常出现腹胀、腹痛等症状，这从中医角度来看，与脾虚湿盛有关，因此可以选用参苓白术散作为辅助治疗。

4. 浮肿虚胖的调治　在这个以瘦为美的时代，走到哪你都能听到"减肥"二字，可是有些人真的很苦恼，明明已经吃得很少了，可体重就是减不下来，她们常常会说自己喝水都会胖，这就是典型的虚胖。这类人的特点是平时运动不多，肌肉松垮没弹性，很容易困，总觉得慵懒乏力，这些都是典型的脾虚表现。为什么这么说呢？中医说脾主肌肉，换句话说就是肌肉是属于中医脾土系统的一部分，所以肌肉松弛无力实际上就是脾虚的一种表现，这也是古人说的"肌肉不自病，脾胃病之"的意思。另外，这一类人，还会出现身体胖、四肢浮肿、舌头边缘有齿印的情况，这就是湿停聚在肌肉的表现，是脾虚湿盛。我们看了上文，应该很清楚，参苓白术散主要针对的就是脾虚湿盛，因而适用于这种虚胖。吃一段时间后，可以明显感觉得到肌肉紧凑很多。

5. 特应性皮炎、慢性湿疹的调理剂　特应性皮炎以婴幼儿、青少年为多见，患者常患有哮喘、过敏性鼻炎等慢性过敏性疾病，具有家族遗传特点，多发生于发达地区的城市人群。皮损常表现为丘疹、丘疱疹、水疱、糜烂及渗液等。慢性湿疹患处皮肤浸润增厚，变成暗红色及色素沉着，持久不愈时，容易复发。特异性皮炎好发于婴幼儿、青少年，且有过敏性疾病。中医认为，"四季脾旺不受邪"，免疫系统的功能与脾胃有很大关系，这两种疾病都表现为病程长，且容易反复，古人说："治病不愈，寻到脾胃而愈者甚多。"由此可见，"脾虚"是这两种疾病发生的重要病理基础。无论是特异性皮炎也好，还是慢性湿疹也好，都容易出现水疱、糜烂、渗液等"湿邪"为患的表现。这种"脾虚湿盛"的病症，当然就是参苓白术散可以大显身手的对象了。

麻子仁丸

麻子仁丸，出自张仲景所著的《伤寒论》，是治疗胃肠燥热，大便干结（中医称为脾约证）的代表方剂。具体组成见下。

> 火麻仁 48 克，芍药 24 克，枳实（炙）24 克，大黄（去皮）48 克，厚朴（炙，去皮）30 克，杏仁（去皮尖，熬，别作脂）24 克。
>
> 此六味，蜜和丸，如梧桐子大，饮服十丸，日三服，渐加，以知为度。
>
> 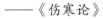——《伤寒论》

要很好地了解麻子仁丸，我们首先得弄清楚一个不怎么熟悉的概念——脾约证。顾名思义，脾约就是脾受到了制约。

中医是怎么认识食物消化吸收过程的呢？身体吃进来的食物，经过胃的初步消化后（胃主要完成的是机械性消化，也就是将它磨碎），磨碎的食物将被下送到小肠，在小肠食物得到充分的消化。小肠还有一个很重要的功能，叫作"泌别清浊"。对身体有用的营养物质及津液，也就是"清"，"清"的部分由脾吸收变化而运送至各个脏腑、组织，以发挥营养及滋润的作用，这就是脾为胃行其津液的含义。而"浊"的部分包括食物残渣与多余水液，其中食物残渣（也含有水液）输送到大肠，多余的水液交给膀胱。

脾约证，表现出来的典型症状就是大便干结、便秘、小便次数及量

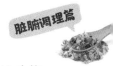

的增加。到底是什么约束了脾呢？主要是胃肠燥热，胃热，则胃的功能亢进；肠热，则小肠的"泌别清浊"功能亢进，过于分利，导致更多的水分进入膀胱，故而小便量多且次数增加，而相应的大肠食物残渣的水分就较少，会引起肠道干枯，大便干结、便秘。从这一系列分析我们可以清楚地知道胃肠燥热是形成脾约证的重要基础，换句话说，也就是胃肠热制约了脾。

那么，到底是脾的什么功能受到制约呢？其实是脾为胃行其津液的功能受到了制约。脾胃在五行属土，其中脾为五脏之一，属阴；胃为六腑之一，属阳，两者阴阳对立，所以当胃热、胃阳亢盛的情况下，就会导致脾阴的不足，这时候，脾不能正常将小肠中的"清"（尤其是津液）吸收，并输送全身，这个全身也包括胃肠道本身，这种情况下就会导致胃肠道失去津液的滋润濡养，引起肠道的干枯。同时，脾输送津液的重要途径，是脾气主升，也就是往上疏布津液，上输给五脏位置最高的脏——肺，肺在五行属金，主气降，而大肠在五行也是金，属于中医肺系统范畴，大肠的气降依赖于肺气的下降，由于脾为胃行其津液的功能受到制约，导致"肺气下降""大肠气降"等一系列多米诺骨牌效应，自然就容易出现大肠排便功能障碍，出现排便困难。

麻子仁丸就是针对这种情况而创立的。下面，让我们一起来看看，它是通过哪些药物发挥功效的。

首先是针对脾胃、肠道的干燥，由于失去津液滋养出现大便干、大便不通。脾胃缺乏津液，导致中焦之土干燥，这就类似花盆里面的土长时间不浇的话，土干裂了，这种干裂的土保水性很差，即便浇水，水很快就顺着干裂的土缝流下去，土的湿度依然得不到全面改善，这就类似人体中脾土已经虚了，不能为胃行其津液，胃肠道的津液无法得到脾的吸收及输送，胃肠道也得不到津液滋养，水分直接就流出体外，出现小便多、大便干的情况。日常生活中针对这种干燥板结的盆土，要改善土质，增强它的保水性。有经验的人通常会使用经腐熟的有机肥，因为有机肥在不断地转化分解过程中，会使盆土产生微小的空隙，不仅能缓慢地给花木提供养分，而且还能起到使土壤疏松的作用，从而增强盆土的透气性、保水性。这种做法就类似于麻子仁丸中用火麻仁、杏仁，这两味药都是"仁"类药物，富含油脂，具有滋润胃肠的作用。尤其是火麻仁（别名麻子仁），古本草记载"麻子仁与地黄皆最能拔地力"（关于地黄拔地力，称其为地髓，参见四物汤相关论述）。火麻仁得土气，具有很好的补益脾胃的效果，且富含油脂，具有润滑作用，有助于恢复脾的运化功能，使得脾能为胃行津液，胃肠道得到津液的滋润濡养，解决大便干的问题。另外，麻子仁丸是蜜丸，蜂蜜味甘，具有补益脾胃的作用，并可润肠通便。中医还有蜜导煎通便的方法，就是利用了蜂蜜这一功效。具体做法：用蜂蜜适量，在锅内熬煎浓缩，趁热取出，捻成如小指样二寸长的栓子，塞入肛门内，类似于开塞露。火麻仁用蜂蜜制丸实际上强化了火麻仁的功效。

再看看麻子仁丸中对杏仁的处理，杏仁去皮尖，熬，别作脂。首先我们可以看到，实际上丸药中用的是杏仁熬制出来的杏仁油，这充分说明选择杏仁最重要的是它的润滑作用。另外，杏仁去皮尖，去皮后杏仁露出光莹的果仁，色白，类比五行中的"金"，去尖，是为了构建一个卦象——兑卦（兑卦上虚，杏仁去尖，符合"上虚"之象），兑卦属金。因此，杏仁去皮尖的主要目的，是凸显它的"金"性，金主气降，人体内的"金"主要包括肺与大肠，都是强调气降，且入药的杏仁都是苦杏仁，苦味也是主降，因此，在麻子仁丸中杏仁也能降大肠气，有助于大便的下行、排出。

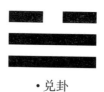

·兑卦

方中还有一味药——芍药。上文已将麻子仁丸主治的病理现象比作日常生活中土壤板结的情况，其实要解决盆土板结的情况，我们还有一种处理方式是非常常用的，那就是松土。盆土长期不松容易造成板结，经常松土不仅能保持盆土的透气性，而且能提高根系吸收营养与水分的能力，并且可以将营养与水分输送到整个植株。芍药味酸，得木气，木

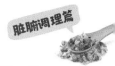

能疏土（木气能够使得土气疏通，参见逍遥散相关论述），通俗来说，类似日常生活中松土的功效，古本草书又认为其"禀天地之阴气"，所以适用于燥热引起的土壤干裂板结的情况，这也就是古人所说的"破阳结"。因此，芍药能够对胃肠燥热、大便干结的麻子仁丸主症起到作用。

麻子仁丸中用了大黄、枳实、厚朴，这是一个标准的小承气汤的结构。中医一共有4个承气汤——大承气汤、小承气汤、调胃承气汤及增液承气汤，承气的意思是"承制逆上之气也"，针对的是胃肠道之气不下行的情况，所以都是选择用于通便的泻下药。其中小承气汤攻下之力较轻，称为"轻下剂"。麻子仁丸治疗的主要症状就是大便秘结，因而选用了泻下的承气汤，但由于它针对的是脾虚不能为胃行津液的情况，所以不能选择过于峻猛的泻下剂如大承气汤之类。小承气汤有助于将胃肠燥热清除，是针对致病邪气的温和攻邪的一种处理方式。

麻子仁丸主要适用人群具有以下特点：大便干燥，小便频，口干唇燥，手足心热，舌红少苔（舌面上经常没有舌苔，正常人的舌苔是在舌中心有薄薄的白苔），可出现消瘦、脸部皮肤没有光泽。

主要适用于以下几种情况。

1. **小儿便秘** 是发生率比较高的一种疾病，发病率为3%～8%。发生的原因一方面是小儿胃肠道发育不完善，肠道以及胃里面的黏膜比较柔嫩，消化液分泌也不充足，也就是中医所说的"脾常不足"小儿体质特点；另一方面原因就是儿童过食辛热之品导致胃肠积热。一方面胃肠燥热，另一方面脾又虚，不能为胃行津液，所以导致肠道津液不足，粪便干燥坚硬。当然，小儿的排便习惯不好，粪便在肠内滞留时间过长，也会加剧这一病症。由此可见，这是非常符合麻子仁丸的主治特点的。一般来说，这类小儿容易出现大便干结、大便周期延长、排便困难，可见有腹胀、腹痛、口干口臭、心烦不安的情况。

2. **老年人便秘** 也是一种常见病，近几年有逐年上升的趋势。引起老年人便秘的病因多样复杂，有因为活动量减少、胃肠蠕动减慢引起的；有由于年老阴液不足、津液枯竭造成的；也有病后或手术后，老年人身体自我恢复能力较差引起的。但不管是何种因素引发或是多种复合因素引发，老年人的便秘如果出现肠道津液不足，大便干结，且由于衰老导致的肾阳不足引起尿频、夜尿多等情况，也会影响肠道津液，出现便秘。这种情况使用麻子仁丸也是能够有改善效果的。

3. 产后便秘 女性孕育胎儿消耗血液，生产过程中也会损伤阴血，容易导致肠道津液不足，肠道失润，引起大便干结。另外，由于产后妇女需要坐月子，如长期卧床休息，则会导致胃肠功能减退，肠蠕动减慢，尤其是现在很多产妇采用剖宫产术，术后身体虚弱会使胃肠功能进一步减弱。另外，在孕期的时候，由于腹部过度膨胀，腹部及盆底肌肉松弛，从中医理论来看，肌肉组织是属于脾系统的（中医有脾主肌肉的理论），肌肉的松弛、收缩无力就代表着脾虚。由此可见，女性产后出现肠道津液不足且脾虚的便秘，是非常符合麻子仁丸的主治特点的。这种便秘的特征通常有饮食正常、大便干燥、便秘、口干、舌头比较红等。

4. 药物副作用引起的功能性便秘 很多药物会产生副作用，便秘就是常见的一种副作用。容易引起功能性便秘的药物有抗精神病药物和阿片类镇痛药物，抗精神病药物可引起 25% 的个体出现便秘，阿片类药物引起的便秘发生率更是高达 90%～100%。这些药物主要是会引起胃肠蠕动减慢，肠道平滑肌松弛，从中医理论来看就是引起"脾主运化"功能减退，脾不能为胃行其津液，引起肠道津液不足，出现大便干结与便秘，麻子仁丸显然是适用于这种情况的。尤其是抗精神病药物、肿瘤患者使用阿片类镇痛药物，都是需要长期用药的，采用麻子仁丸解决便秘副作用，一般复发率比较低。

5. 肿瘤化疗后引起的便秘 化疗是治疗恶性肿瘤的重要手段之一，化疗后便秘一直是许多肿瘤患者深有体会的痛楚，对患者的生存质量带来很大影响。化疗药物本身具有神经细胞毒性，会使得胃肠蠕动减慢，肠道运转功能下降，致使肠道内液体不足、大便干结、排便抑制及造成便秘。另外，化疗过程中有些患者会出现剧烈呕吐的副作用，这时候常常会使用止呕药，而止呕药本身就是通过抑制胃肠蠕动发挥作用的，显然会进一步加重便秘。同时，化疗患者身体较弱，因长期卧床致使胃肠道蠕动功能也有所降低。如化疗患者易口干，这说明胃肠道津液不足。这样一分析，麻子仁丸显然针对这种便秘也具有很好的作用。

玉屏风散

在人体体表卫阳功能不足的情况下，外邪就容易侵入，所以人就很容易反复外感，人体体表的肌肤、鼻腔等也容易出现发作性慢性疾病，如荨麻疹、鼻炎、哮喘等。要改变这种情况，就需要增强人体体表的阳气和能量，给体表安设一个百邪不侵的"屏障"，中医名方成药玉屏风散就是针对此而设的。它由元代著名医家危亦林所创。方剂组成如下。

防风30，黄芪60克，白术60克。

每服三钱（9克），水一盏半，加大枣1枚，煎七分，去滓，食后热服。

——《世医得效方》

玉屏风散组方简单，由黄芪、防风、白术三味中药构成。其实这三味药之间有着紧密的联系和密切的配合。其中黄芪、白术都是用来针对体表能量不足的情况。中医认为，肺主皮毛，主表，因此补益体表能量主要是补益肺气，玉屏风散高明的地方就在于它并非直接补益肺气，而是通过"土能生金"的五行相生原理（肺在五行属金，脾在五行属土），调动身体自身功能，健运脾气来补益肺气。

黄芪，色泽黄白，味甜美，从五行来看，土的本色为黄色，金的本色为白色，土的本味为甘味。黄芪具有体虚松而有孔的特性，也符合"土"的要求，与我们日常养花要求盆土质地疏松排水性佳，达到既要湿润，但又不能积水，既通气又透水，是一个道理。由此可见，黄芪有很好的补益脾气的效应。

白术是一个典型的补脾健脾药，古人形容其"多脂膏而甘"，这就意味着它有很好的"土"气，可以补益脾气。白术主要分布于四川、云南、贵州等山区湿地，具有明显"化湿"力，中医理论认为脾能运化水湿，也就是土能化湿，正是因为白术有突出的"土气"，才使得它能在湿地也可很好地生长。

由此可见，黄芪、白术两味药可通过健脾补益肺气。补充了能量，但还需要将这些能量更好地分布到体表去，黄芪和防风这两味药在这时就协同作战了。古人以"黄芪，以长二三尺，紧实如箭干为良，多歧者劣"为品质判定标准之一，意思是说黄芪以单支、像箭杆一样笔直向上为佳，这也就是说黄芪具有很好的向上、向外的能力，故能把能量"带"到人体的上部（肺为华盖之脏，在五脏六腑的最上）及外部的体表和皮毛。

防风善行善走，遍行周身体表，被称为治风（中医常用风邪指代一切外在邪气）之仙药，它不仅能发挥驱除外在邪气的功效（祛风之效），更重要的是它能够使得黄芪随其周卫于身而固护表气，发挥御风之效。攻打（驱）和防守（御）外邪兼顾，如此则外邪去而不再来，能改善患者容易反复外感或者是发作性慢性疾病的体质。由此，三味药配合，补益人体体表能量，抵御外在邪气。玉屏风散就是给人体体表设置的一个抵御外在病邪的屏风，古人认为玉是可以用于避邪的，所以称为玉屏风散。

玉屏风散适用人群具有以下特点：面色较白，憔悴，体质较弱，容易出汗，怕冷，容易感冒及一些过敏体质人群。

1. **易反复外感人群的感冒药** 玉屏风散主要用来治疗体表卫阳不足，容易反复感冒的人群。日常生活中有些人体质比较虚弱，天气稍微变化就容易感冒，而且服用一般的西药感冒药，或者治疗感冒的中药银翘片、桑菊饮等效果也不是很理想，这时应该在服用普通感冒药的基础上，加服玉屏风散。而且在感冒痊愈后，也应坚持再服用 1～2 周，修复体表的卫阳。

此外，幼儿、老年人或患有营养不良、贫血以及长期患病的人群，

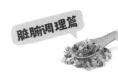

如果出现感冒且服用感冒药效果不佳时，也可以加用玉屏风散。

女性月经期抵抗力低下，容易出现感冒，甚至一些女性一到生理期就会出现感冒，这时用一般的感冒药无法兼顾到经期体质虚弱的状况，而玉屏风散却正好对症。

2. 流感季节的预防剂　对于流感而言，预防是非常重要的，玉屏风散可以作为预防流感的保健剂，为每个人的体表都添上一个宝贵的屏风，从而能抵御各种类型的流感病毒，使得我们能安全度过流感高峰期。

3. 慢性鼻炎、哮喘、肾小球肾炎等反复发作性疾病的辅助剂　感冒会加重肾小球肾炎病情，或导致已经治好的肾小球肾炎反复，所以一旦患上感冒，一定要积极治疗。但同时，感冒常用的药物中很多都会对肾脏造成损害，肾小球肾炎患者很容易感冒，且因感冒而使病情反复发作。对于肾小球肾炎患者来说，给体表添设一个玉屏风，增强人体抵御外邪的能力尤为重要，有助于减少疾病的发作次数，有利于疾病向好的方向转化。对于慢性鼻炎、哮喘这一类呼吸系统的慢性疾病来说，使用玉屏风散更加对症。人体的皮肤是肺的附属结构，中医有肺"在体合皮，其华在毛"的说法，所以肺组织又被称为凹陷进去的皮肤。增加体表皮肤的能量，提高它的抗邪能力，也就有助于提高肺系统的抗邪能力，肺开窍于鼻，鼻也属于肺系统。慢性鼻炎、哮喘的反复发作也与肺系统的能量分布不够、抵御外邪能力不足有关，所以，服用玉屏风散是非常对症的。

4. 过敏性皮肤疾病的治疗剂　过敏性皮肤疾病主要是指当皮肤受到各种刺激，如化妆品、化学制剂、花粉、某些食品及污染的空气等，导致皮肤出现红肿、发痒、脱皮或皮疹等症状。常见的是一些慢性荨麻疹，发作时可以出现全身皮肤瘙痒，甚至全身出现大小不等的淡红色风疹块。过敏性皮肤疾病实际上是因为人体体表的防御能力不够，所以很多对于普通人而言无害的外在物质，如花粉、灰尘等，对于过敏体质的人来说，都是致病原。从中医来看，要彻底治疗这种过敏性皮肤疾病，就是要增强体表肌肤的屏障功能，服用玉屏风散是明智的选择。由于过敏性皮肤疾病常常是由体质引起的，治疗起来疗程就需要长一些，一般需要坚持服药半年至1年。

5. 脚癣 是由真菌引起的皮肤病，难以断根，治愈后稍不注意卫生，就有可能再次被感染。由于它是外邪侵袭体表皮肤引起的一种病症，所以我们也可以通过玉屏风散，强化脚部皮肤的卫外功能，增强它对真菌的抵抗力而达到彻底治疗的目的。可以坚持用玉屏风散（去药店按方抓药，药量要大一些，可抓3倍量），用大量水煲煮取汁，作为泡脚外用，坚持15～20天，效果很好。

玉屏风散的相关中医理论——补土生金

从五行理论来看，土行与金行是母子关系、相生关系，即土能生金，从自然界来看，比较形象化的"土生金"，就是金属都是矿石炼制出来的。从中医理论来看，肺为金脏、脾为土脏，因而可以通过健脾达到益肺的功效。从具体脏腑功效的角度，我们可以进一步来认识人体的"土生金"，脾有一个非常重要的生理特性——主升，脾居中焦，肺居上焦，脾胃作为饮食物的消化器官，是生成能量（气）与物质的重要脏腑，能将能量与物质向上输布于肺，这也就是《黄帝内经》中所记载"脾气散精，上归于肺"的意思，是人体中"土能生金"的重要生理机制。从临床来看，脾胃虚弱的人，也容易罹患肺部疾病。有人做过研究，发现肺结核患者发病前后均患过不同程度的胃肠道疾病，这也可以反证"土能生金"的理论。另外，中医理论有"虚者补其母"的治疗原则，《世医得效方》中记载"气虚之人常易感冒，或迁延不愈，治宜益气祛风，以防复感，玉屏风散主之"。由此非常清楚，玉屏风散是针对肺的虚损病症，因而选择补母，也就是健脾的方法进行治疗是恰当的，这也是本方为什么用黄芪、白术的缘由。

肾气丸

说起肾气丸（出自《金匮要略》，所以又称"金匮肾气丸"），那来头可就大了，它是由医圣张仲景所创。张仲景在中医界的地位，就像孔子在古代读书人中的地位，都是属于"圣人"级别的，所以被称作医圣。清代一位著名医家曾经评价历代名医所创方剂疗效，认为张仲景的方，只要用准了，就是百试百验的神方。肾气丸是温补肾阳的代表方及基本方，在肾气丸的基础上衍生出很多补肾中成药，比如六味地黄丸、桂附地黄丸、知柏地黄丸等。肾气丸药物组成如下。

干地黄 240 克，山药 120 克，山茱萸（酒炙）120 克，茯苓 90 克，牡丹皮 90 克，泽泻 90 克，桂枝 30 克，炮附子 30 克。

上为末，炼蜜为丸，如梧桐子大。每服 15 丸（6 克），加至 25 丸（10 克），酒送下，日再服。亦可作汤剂，用量按原方比例酌减。

——《金匮要略》

肾气丸是针对肾气虚、肾阳不足而设立的方剂。历代医家多称肾气丸为"千古补肾阳之祖方"。在中医理论中，肾处于一个超凡的地位，它是先天之本。肾的能量或功能对于人体生命来说是至关重要的。中医有左肾右命门的说法，"命门"就是生命之门户，是人体生命活动的根本所在，命门的功能又称为"命火"，它隶属于肾。中医认为，阳气，或者说是"火"，是能量，对于生命来说是非常关键的东西。有"天之大宝，只

此一丸红日；人之大宝，只此一息真阳"的说法，意思是说，对于自然界来说，最重要、最宝贵的就是太阳，而对于人的生命来说，最重要、最宝贵的就是真阳。而这真阳是什么呢？就是肾阳，也就是命门之火。命门之火为一身阳气之根，肾阳在人身的地位就像太阳在自然界的地位一样。

中医有"肾气虚则厥"的说法，什么是厥，就是指四肢由下而上冷至肘膝的症状。怕冷就意味着阳气不足。肾虚，肾阳不足，人身的真阳不足以后，无法温养机体，就会导致这种手足厥冷的症状，同时全身也会由于失去阳气的温养，而出现畏寒，怕冷。

当然，肾阳虚损，除了有四肢冰凉、怕冷症状外，还会有其他由于失去真阳的推动而出现各种功能低下的症状，比如循环系失去阳气推动，出现脉搏无力而迟缓；体内正常体液由于失去阳气推动而出现运行障碍，会导致浮肿；整个精神体系失去真阳的温养，会出现精神萎靡、反应迟钝、淡漠等症状。此外，肾，老百姓又把它俗称为"腰子"，因为它藏于腰内，肾阳虚时，还会出现腰酸、腰痛、腰冷的症状。肾主生殖，主骨生髓，肾阳不足就会出现腿软、生殖功能减退等肾阳虚所特有的表现。

肾阳是人体内的一蓬火，如果这蓬火衰弱了、熄灭了，那么人的生命也就走到了尽头。而肾气丸就是一根可以点燃并维持人体这蓬火的引信，对于延年益寿亦有莫大用处。

肾气丸又被称为八味丸，顾名思义，由八味中药组成。

方中熟地黄是作为主药的，熟地黄是中药地黄的炮制品。地黄，又被称为"地髓"，中医认为精生髓，我们汉语中也有"精髓"这一词语。地黄的药用部位是埋在土里的块茎，它其实是真的得到了自然的精华，据古代本草书记载，地黄能够吸收土地精华，凡是种过地黄的土地，土就会焦枯，要经过十年的修复，这片土地才会"转甜"，也就是说，只有十年后，这片土地才可以重新用来种植地黄。如我们上文所说，肾藏精，主骨生髓，地黄这种得到"自然精髓"的药物，自然可以用来填补我们人体肾中所藏的精，其填精补髓的效果是不言而喻的。值得一提的是，古人要将地黄加工成熟地黄，是个非常劳心费力且烦琐的活，需要

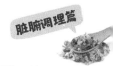

经过九蒸九晒，就是用人工炉火将地黄蒸透，然后放在太阳下暴晒，这样反复九次，最后地黄变得黝黑发亮（中医理论认为，黑色入肾）。这么劳民伤财的工序，是否是无用功，在故弄玄虚呢？当然不是的，其实通过人工炉火和自然界的太阳之火加工地黄，能使得地黄彻底"熟"透，那么它里面所蕴含的自然界的精华就很容易被人体消化吸收，可填补肾中所藏之精。

山茱萸其实是一种酸枣除去果核及杂质后的果肉，所以它的味道是酸的，酸味对应的是五行中的木，对应人体的肝（肝在五行属木），所以有补肝的作用，中医认为肝肾同源，通过补肝来达到益肾的作用。此外，酸味收敛，也有助于肾封藏的特点，可加强肾藏精的这个"藏"的功能。

山药这味药物，大家都很熟悉，它是药食同源的，很多人都会买铁棍山药来补益脾胃、滋养身体。在八味丸中用山药，实际上是用后天之本（中医理论认为脾胃为后天之本）来补益先天之本（肾为先天之本），其目的还是补肾。

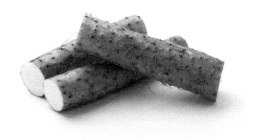

· 山药

由此可见，熟地黄、山茱萸、山药这三味药都是在补充肾精，填补肾的物质基础，这就是传统中医所说的养肾阴，补肾精。

而茯苓、泽泻、牡丹皮这三味药则是著名的"三泻药"，这个泻药并非指的是像大黄一样使人拉肚子的泻药。它们只是用来平衡制约方中的三味补药的。其中泽泻利湿泄肾浊，减缓熟地黄之滋腻；茯苓淡渗脾湿，并助山药之健运；牡丹皮清泄虚热，并制山茱萸之温涩。这三药称为"三泻",是方中的辅佐药。这就像我们平时吃一些大鱼大肉的时候，会感到油腻，甚至腹胀、食欲不振，这时我们都非常渴望来点清粥、小菜，清清肠胃。所以，我们平时的饮食都讲究荤素搭配，这样就能营养互补，提高食物的营养价值。这个道理就和八味丸中三补三泻是同样的。

上述这六味药，其实也是一个大家熟悉的中成药——六味地黄丸，是养肾阴的基本方。

肾气丸中的附子、桂枝都是中药里面著名的阳药。尤其是附子，古代医家认为其大辛大热，禀雄壮之质，有斩关夺将之气，可以追复散失之真阳。至于桂枝，在《伤寒论》原文中八味丸用的是桂枝，但实际上在张仲景时代，桂枝、肉桂是不分的，统称为桂枝，后世多认为八味丸中用的实际上是肉桂。肉桂与桂枝来源于同一植株，长在树干上的称为肉桂，长在树枝上（尤其是嫩枝部分）的为桂枝。桂枝上行而发表，肉桂下行而补肾，这就是由于一个是上端的嫩枝亲上，一个是下方的主干亲下所引起的差别。肉桂这种亲下特质，对于附子来说很有意义，古人说"附子……得桂则补命门"，桂枝与附子的搭配使得它能补命门之火，即人体的元阳、真阳，也就是肾阳。

除此之外，肉桂还能发挥引火归原的功效。肉桂含有丰富的挥发油，气香而窜，还是比较著名的辛香料。肾阳作为人体阳气之根——"火种"，是居于下部的，但是火性升腾，容易腾空而起，如果腾起的火苗与下部的火种不相连接，就会出现虚阳上浮之症，这时，上方浮越的火与下方火种之间"不通"。肉桂的引火归原，关键在于这个"引"字，利用肉桂纯阳之物，属阳属火，同气感召，故而能亲火；加上其性香走窜，故能引火；再加其亲下，故能将上方浮越的火引下至下方火种，从而能引火归原。

我们再仔细观察，会发现整个方剂中附子、桂枝含量都很少，这有"少火生气"之意，意在微微补火以鼓舞亏虚的肾中阳气，补命门之火，同时地黄等其他六味药物滋补肾中阴精，促生阴液，这样使得肾中阴阳并补，达到"阳得阴助，而生化无穷"，补阳效果更稳固、更持久，也正是所谓的于"水中"而"生火"。也就是说以六味地黄丸的六味药物补阴

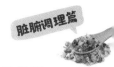

精，充肾气之物质来源，少用桂枝、附子这两味温阳之品，虽然只各用3克，但可别小瞧了它们，俗话说得好，"火车开得快，全靠火车头"，这两味药就好比是蒸汽机的动能一样，将前面六味药所补的肾阴、肾精蒸腾化气，转化成为能量，达到补肾气的目的。

如我们上文所述，其实肾气丸的组成就是在六味地黄丸的基础上多了桂枝和附子（嗯，其实这样说也不是很确切，因为毕竟是钱仲阳改了张仲景的方子，而不是张仲景改了钱仲阳的方子）。六味地黄丸，我们前面已经讲过，它是一个补肾中阴精的方剂。服用方法上，本药以淡盐水送服，咸味有入肾的作用，借用淡盐水可引全方药力直驱于肾。

适宜服用肾气丸的人群具有以下特点：怕冷，下半身常有寒冷的感觉，冬天睡觉脚很难暖和起来；容易出现嗜睡、疲倦、腰痛脚软；小便一般比较长，清澈，色调偏白或青色，比较容易起夜，有夜尿；性欲不强，性功能减退；肚脐以下的下腹部软弱无力，腹直肌呈拘挛、发硬状；下腹部发冷，或是麻木不仁。

1. **易疲劳且怕冷者的温养剂** 日常生活中有些人特别怕冷，总比别人穿得多，而且比较容易疲劳，工作时间稍长就感觉整个身体好像被抽空了似的，尤其是两条腿，就像灌了铅似的，很沉。跑去医院全身检查一遍，却没有任何异常。这种情况就属于中医所说的肾虚、肾阳不足的情况，肾阳虚，命门火衰，阳气虚损不能温养肌肤，所以怕冷；整个身体动力系统不够，所以易疲劳；动力不够，体内液体运行迟缓，则容易形成水湿内停，面部及手指掌常有肿胀感。这种情况可以服用一段时间肾气丸来改善体质。以3个月为1个疗程，可根据具体情况，服用1~3个疗程。

2. **夜尿多患者的治疗剂** 有些人晚间尿多，经常要起夜，上好几趟厕所，这么来回一折腾，不仅严重影响晚间的休息，白天的精神也受到影响。夜尿多的现象在老年人中比较常见，这些老年人常常还会出现怕冷、四肢不温、腰酸腿软等肾气虚、肾阳不足的症状。正常人体的水液代谢，尤其是尿液的生成，依赖于肾阳的蒸汽机式的作用，肾阳对水液起着蒸化和调节作用，老年人多数处于肾虚状态，"蒸汽机"的能量不足，很容易导致水液代谢异常，身体内的水液没有办法得到充分气化，就会变成尿液，排出体外。夜间正是自然界阴盛阳衰之时，在这个时间段，人体的肾阳更是不足，肾的气化功能更加减弱，因而夜间小便次数增多。要改变这种状况，就需要强化肾阳，提高肾的气化功能，显然，肾气丸是明智的选择。服用周期以 2 个月为 1 个疗程，可根据具体情况，服用 1 ~ 3 个疗程。

另外，有些妇女在绝经期由于体内激素环境的变化，容易发生张力性尿失禁。在咳嗽、打喷嚏、大声哭喊或者是提举重物的时候，由于腹腔内压力突然增加，患者会出现不自主的尿液外溢，甚至是大笑几声，小便都会控制不住流出来。得这种病的患者绝大多数都有多次分娩、难产或是分娩时会阴切开愈合不良等分娩损伤情况，这些分娩损伤从中医来看都是损伤了肾气、肾阳，等到了绝经期，机体本身肾精不足，从而引起机体肾阳、肾的气化功能下降，导致尿失禁。使用肾气丸可以让患者肾气健，肾的气化功能恢复，膀胱功能复常，遗尿自可得治。

对于小儿夜尿多、遗尿等问题，一般来说，3 岁以内不能看作是疾病，因为小儿处于生理性的肾气不足。如果超过 3 岁，仍然容易出现尿床等问题，多数与先天肾气不足有关，也可服用肾气丸进行调整。

3. 腰椎间盘突出症的辅助治疗剂　从中医理论来看，人体的脊柱与督脉关系密切。督脉是人体经脉体系中的一条，它运行在身体背面的中央，督脉就是人体脊柱这条线。督脉是阳脉之海，统率周身阳气，人体的阳气可通过它发挥作用，当我们挺直脊梁的时候，阳气上升外达，人就会显得有精、气、神。督脉本身有分支直接与肾相连，督脉阳气的通达与充盈，与肾阳这一真阳关系密切。所以，当肾精亏虚、肾阳不足时，腰椎及椎关节就会变性、退化，失去原有的形态和质地，从而导致椎间盘发生病变，此时，我们可能再也没办法挺直脊梁了。人年纪大了，弯腰驼背，这也与肾阳虚、督脉阳气不足有关。

一般来说，每年的秋冬季节是腰椎间盘突出症发病率较高的季节，这是因为冬季天气寒冷，气温较低，进一步加重了肾阳、督脉阳气不足的症状。椎间盘突出患者常常表现为腰痛腿麻。由于阳气的虚损并非是一朝一夕造成的，所以这种疼痛多为慢性且缠绵难愈。除此之外，患者还可出现腰膝酸软，腰部活动受限，严重者腰都直不起来，还会出现头晕、耳鸣等

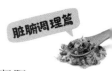

症状。使用肾气丸作为腰椎间盘突出症的辅助治疗剂，有助于补充肾阳，充养督脉，活血止痛，缓解腰腿痛，达到强壮腰膝的作用。以 15 天为 1 个疗程，首次 4 个疗程，观察疗效，再根据具体情况，延长疗程。

4. 前列腺增生尿无力的辅助治疗剂 前列腺增生是中老年男性的常见病、多发病。60 岁以上的男性，前列腺增生发病率高达 50% 以上，80 岁以上男性，发病率可达到 80% 以上。由此可见，随着年龄的增长，前列腺增生发病率直线增高。临床上前列腺增生主要表现为尿频、尿急，有明显的排尿困难、小便滴沥不尽、夜尿增多、排尿中断、尿流变细、少腹坠胀及腰膝酸软等临床症状。

中医认为，排尿功能是依赖肾的气化作用的。《黄帝内经》中记载："膀胱者，州都之官，津液藏焉，气化则能出矣"，说的就是膀胱作为储尿器官，尿液要排出，需要依靠肾的气化功能，膀胱如果得不到肾阳的温煦和推动，则推动无力、开阖失司、溺不得出，或者排尿困难、残余尿量较多。随着年龄增长，人体肾气由盛而衰，男性肾阳越来越亏虚，气化功能越来越低下，动力越来越不足，所以表现为尿无力。同时，由于肾阳不足、气化不利、血行不畅，可引起前列腺阴血凝聚而增生肥大，前列腺增生压迫尿道而致排尿困难。这就是为什么中老年男性容易患上排尿障碍的前列腺增生疾病，也是为什么随着年龄的增高，该病发病率越来越高的原因。

服用肾气丸，能够温补肾阳，使肾气得复，让膀胱得到肾的气化推动，可明显改善前列腺增生患者排尿淋漓不尽、夜尿频多、腰酸乏力等症状。临床也证实了前列腺增生患者服用一段时间肾气丸后，可以软化前列腺组织，缩小前列腺腺体增生的体积。对于老年人前列腺增生症，在医生指导下可长期服用肾气丸，达到治疗和预防的目的。

5. 少精、弱精男性不育症的辅助治疗剂 种族的延续、繁衍后代是生命个体的重要职责。无论何时，拥有一个健康可爱的孩子是大多数家庭梦寐以求的心愿。在古代，受传统生育观念的影响，似乎所有的"不孕罪过"都是女方造成的，随着社会的变革与医学的发展，男性不育越来越引起人们的关注。精子数减少，精子活动力低下或伴精液质量异常，如精子畸形、精子存活率低等而致的男性不育，在男性不育患者中占很大比例。随着社会发展，生存压力的增大，男性生精能力明显下降。1992 年丹麦有学者发表报告说，过去 50 年全球男子的精子质量下降了近 50%。据报道，我国的情况也不容乐观。20 年前中国育龄人口中，不孕不育的平均发病率仅 3%，但 2014 年数据显示，发病率已升到 10%～15%，其中近一半缘于精子问题。

中医认为，这种少精、弱精，是由于肾气虚弱，命门火衰，无以生精、养精所致。中医理论告诉我们，肾主藏精，为先天之本，主发育与生殖。男子生殖系统的发育及生精等功能与肾气密切相关。男子 16 岁前后的青春期，肾气始盛，发育迅速，尤其是性器官和性特征的发育最为明显，性功能和生殖能力趋于成熟，并开始排精，具备了生殖能力。24～30 岁是男性整个生命的巅峰时期，肾气充实，是最佳生育年龄，《周易》中记载"男子三十而娶"，也是据于此。到了 56 岁左右，肾气开始衰少，性功能和生殖能力逐渐衰退。64 岁以后，男性性功能明显下降，一般情况下不再具有生殖能力。

肾气在精子生成过程中具有关键作用，它能促进精子生成或运动。肾气的盛衰，肾精的盈亏，决定人的生殖能力。肾气丸的功能是温化肾气，口服本丸，能改善睾丸萎缩，直接促进睾酮的分泌，使生精环境改善，达到促进生精的作用。本药可以提高精子的数量及活动率，增强精子的活动力，对于男性不育有很好的治疗作用。一般以 2 个月为 1 个疗程，根据具体情况，可增加疗程服用。

6. 抗衰老　肾气丸作为补肾抗衰老剂的经典用方，常用于延缓衰老，疗效可靠。老年人生理性衰老均表现为肾气不足症状，早在 2000 年前的《黄帝内经》中就提到女性 49 岁，男性 64 岁，人体就处于生理性肾虚，也就进入衰老状态。肾气丸是以温肾助阳化气的方式，补充肾中精气这一人体主要的精微物质，进而滋养五脏六腑，影响人体内分泌、免疫等多个系统以达到抗衰老的目的。日本医学研究人员发现，长期服用肾气丸，不仅可提高老年人的自身免疫功能，还可改善因衰老而引起的视力减退症状。一般建议以半年为 1 个疗程。其实，肾气丸中的抗衰老药物还有肉桂，美国俄亥俄北方大学的研究人员研究发现，长期少量食用肉桂有助于防止肥胖和抗衰老。

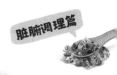

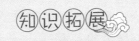

六味地黄丸的使用

六味地黄丸是肾气丸的类方，临床运用广泛。

1. **小儿发育不良的调理剂**　六味地黄丸出自儿科学著作《小儿药证直诀》，是专为儿童补肾而创的名方。现在医疗条件好，家庭经济状况也不错，大家都注重优生优育，发育不良、发育迟缓的儿童出生率远远没有古代高。因此，妈妈们不能再把补肾药当作保健品给家中发育良好、健康的孩子去服用，以免补得太过反而会加快儿童的发育进程，造成孩子早熟。只有那些确实存在发育障碍或先天不足的小儿才可以服用六味地黄丸。一般来说，适合应用六味地黄丸调理的小儿多数存在身体瘦弱、体质较差、夜间睡眠时出汗较多、囟门闭合较迟或是有先天弱视等发育不良的状况；且此类小儿，还会存在性格多冲动任性、急躁易怒、睡觉也不大安稳、容易乱动及爱说梦话等状况，有以上这些症状的儿童，都可以通过服用一段时间六味地黄丸来进行调理。此外，一些注意力不集中、多动症患儿，如果病因是由于脑部发育障碍引起的，也可以使用六味地黄丸来改善。早产儿或有先天性疾病的患儿，由于发育不良，也可选用本药辅助调理体质。

2. **女性更年期综合征的法宝**　更年期是机体从性成熟到性功能衰退的生理过渡时期，女性由于有明显的绝经变化，所以更年期的表现会比男性要明显得多。很多女性朋友进入更年期后，发现自己的身体会出现很多意想不到的问题，比如面部常常有一阵阵的烘热、多汗，且会在生气或情绪激动时加剧，还会出现口渴、头晕头痛、耳鸣、眼花及心慌的症状，并且还经常有情绪性格上的异常变化，如容易出现急躁、易激惹或情绪抑郁、情绪不稳定及失眠等。更年期时，机体肾中精气亏衰，再也无法提供给机体更多的能量来维持生殖功能，而对于女性来说，青春期、育龄期、成熟期的月经、孕育及哺乳都消耗了身体大量的阴血，所以女性更年期的肾精不足，尤以肾阴亏虚表现明显，此时选择服用六味地黄丸显然是明智之选。通常以2个月为1个疗程，也可根据具体情况灵活选择疗程，如果情绪症状明显，还可选用逍遥散或加味逍遥散联合使用。这些药物都可以帮助您健康平稳度过更年期。

3. 肺结核恢复期的调养剂　肺结核，中医又称为"肺痨"。从中医角度看，是阴虚内热所致，因此中医有"劳瘵主于阴虚"的说法。患者常常有口干、咽燥、傍晚时分定时低热、夜晚睡着后出汗、手足心发热及皮肤干灼等阴虚内热的症状。其实，就一个睡中出汗的症状，也就是中医所说的盗汗，就可充分说明患者处于阴虚内热的状态了。所谓盗汗，好比盗贼大都在夜晚干坏事一样，所以睡中出的汗，也是趁着晚上睡着以后"偷偷"出的。晚上是自然界属阴的时间段，这时在自然界的影响下，阴虚内热的状态会表现得更明显，内热逼迫体内津液外泄，所以会出现盗汗的症状。结核杆菌非常喜欢侵扰阴液匮乏的肺叶。在治疗上，西医学主要是应用抗结核药去杀死结核杆菌，效果是确切而明显的。但对肺结核患者这种阴液匮乏、肺叶焦灼的状态却无能为力，这时就要靠中医来大显身手，滋阴养肺。那么，全身阴液的本源在哪里呢？在肾。因为肾是先天之本，全身最精粹的能量与营养都被它封藏。肾阴又被称为元阴、真阴，选用六味地黄丸这味补肾阴的一线成药，显然有助于彻底改善患者肺部的微环境，使得结核杆菌不易滋生，这就彻底断了结核杆菌的后路，同时它还能促使身体尽快恢复正常。一般服药时间稍长，每日早、晚各1次，连续服用2～3个月，也可根据具体情况，延长服药时间。

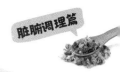

4. 牙周炎的辅助治疗剂　每个人都想拥有一口健康整齐的牙齿，有个朗朗上口的广告词说得好，"牙好，嘿，胃口就好，身体倍儿棒，吃嘛嘛香"。牙齿对于很多人来说，还有美观上的需求，"齿如编贝"是很多女性梦寐以求的目标。但是，很多疾病都会侵扰牙齿这一人体最坚硬的组织，其中牙周炎就是一种常见的牙病。它是一种破坏性疾病，是一种牙龈和牙周组织的慢性炎症，可以出现牙龈出血（经常出现在刷牙的时候）、口臭、咀嚼无力、牙齿渐渐松动及牙缝渐渐变宽，严重者可导致牙齿脱落。牙周炎发作起来，更是要了命，宋代有诗曾写道"痛入香龈是不禁，三郎心痛亦何深"，用来描绘倾国倾城的美人杨贵妃牙痛发作。这正是应了那句俗话，"牙痛不是病，疼起来真要命"，任你是美人、贵妃又如何？牙周炎发作起来，就会出现牙龈红肿、疼痛，甚至整个腮帮子都漫肿起来。

中医认为"肾主骨""齿为骨之余"，齿骨同源，都要靠肾中精气充养。我们可以看到，在生长发育期，随着肾中的精气充盈，乳牙会脱落换成真牙，到了老年期，随着肾中精气的匮乏，会出现牙齿松动、牙齿脱落，所以牙齿的功能状态与肾中精气息息相关。六味地黄丸作为一个补肾名方，是牙周炎首选的辅助治疗剂，在西医常规的洁治（除去牙菌斑、牙石）的基础上，配合服用六味地黄丸，可以促进牙周组织的再生，肾固则齿坚，有减缓牙缝变宽、牙齿松动、防止牙周炎复发的作用，服用周期应为半年至1年。

另外，六味地黄丸对于老年人的牙病也有非常好的辅助治疗作用。老年人，本身由于肾精不足，牙齿就容易出现松动等问题。服用六味地黄丸，具有促进钙吸收、防止骨质疏松、促进牙槽骨再生的作用，还能明显改善老年人的咀嚼功能。甚至有一些个例，长期服用六味地黄丸，个别老年人出现重新长出牙齿的情况。同样道理，小儿也是肾精未充盈的状态，有些小儿肾精明显不足，可出现出牙慢、牙质不佳的情况，也可适当服用一些六味地黄丸。

5. **骨质疏松的防治剂**　骨质疏松是人体骨骼的一种"衰老"现象，是中老年人的常见病、多发病，尤其是绝经期的女性最容易出现。中医认为，肾主骨，随着年龄增大，人体内的肾精会越来越匮乏，没有足够肾精化髓生骨、充养骨骼，慢慢可导致骨基质含量减少，骨密度下降，这时就称为骨质疏松。骨质疏松的主要表现为疼痛，尤其以腰、背痛最为多见，还可见两腿无力、身长缩短、驼背等。所以，我们可以看到，人会越老越矮，而且老年人动不动就会出现腰酸腿痛，这些实际上都是肾精不足、肾不养骨惹的祸。六味地黄丸有补肾填精、益髓壮骨之功效，可以使得髓有所化、骨有所充，从而保持骨骼强健。现代的药理研究也证实了六味地黄丸确实能促进骨形成，并增加骨的钙、磷含量，提高骨密度，增加骨的韧性，防止骨基质的丢失。一般以 1 个月为 1 个疗程，可根据具体情况，服用 3 ~ 6 个疗程。

女性调理篇

本篇主要介绍了适合女性使用的方剂，包括补血的基本方——归脾汤及其类方，促进、顺畅血液运行的逍遥散及其类方，产后调理用的生化汤，消除体内瘀血、肿块的桂枝茯苓丸。

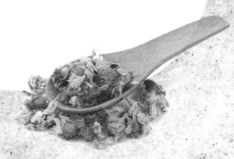

家庭传统观念认为，男为阳，女为阴，所以男主外，女主内，男性负责挣钱养家，而女性的重要职责则是繁殖、哺育后代、照顾家庭。这种男女分工的不同，是由于男性与女性在生理构造及功能上的差别造成的。男性的一生消耗的"气"明显多于女性。气，即能量，属阳，男性的体力明显强于女性，因此会以肌肉的丰满与壮实、力量强大、勇敢作为男性审美的重要标准。而女性一生消耗的血则明显多于男性，血属阴，为了繁殖、哺育后代而出现的月经、孕胎、生产及哺乳（中医认为乳汁为血水所化）等都需要消耗血，因此会以面部血气充沛而呈现的容颜美丽、温柔似水等作为女性审美的重要标准。

正是基于以上原因，中医强调女性以血为用。女性一生有很多生理性出血，很容易出现血虚，所以补血成为女性养生的第一要务。尤其在生理性失血后，比如在月经后及产后，补血尤为重要。

女性体内的血比男性体内的血要"累"得多，女性身体内的血在有些络脉中运行得更突出、更明显，使得更多的血运行到女性两个重要的特征器官——乳房与子宫。女性到了14岁左右，身体内血比较充盛后，会有足够的血进入这些络脉。血聚于乳房，发挥营养的作用，所以女性乳房丰满挺拔；血聚于子宫，营养子宫，子宫才能发育成熟，成为一块可以孕育生命的优质土壤，成为生命的摇篮。

乳房与子宫是完成女性月经、孕胎、生产及哺乳等生理过程的核心器官，所以这些络脉中血行的通畅与否是关系女性生理健康至关重要的条件。中医认为，血得寒则凝，血得热则行，所以女性要保持身体的温暖，尤其是乳房与子宫的温暖，是血行通畅的重要条件。大自然巧夺天工，从女性生理构造上来看，女性的脂肪层明显比男性厚，在同等条件下女性的体温也比男性稍高，这些都是为了保证血的运行有一个较为温暖的环境。可是现代很多女性常常为了美，要风度不要温度，为了追求骨感，视脂肪为毒药，这些都严重地危害了女性生殖健康，所以现代女性中月经不调、不孕不育等问题越来越突出。

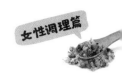

女性朋友可以通过以下 3 点简单地判断自己是否是"冰山美人"，是否存在血行不畅的情况。

1. 手脚温暖，即使到了冬天也不会出现两脚冰冷的情况，而且肚脐以下的小腹部也要很温暖。
2. 没有痛经症状，且经血中没有血块。
3. 乳房没有胀痛症状，没有结块，即使在月经前几天也没有。

如果没有达到以上的全部标准，也不用沮丧，在这里告诉大家一些调养的方法，相信只要大家能坚持一段时间，自身的状况就会得到改善。首先，要注意保暖，尤其是小腹部，因为那里是子宫所在的地方；其次，要杜绝一切冷饮，只喝温热饮品；最后，睡前用温水泡脚。

如果手脚冰凉非常明显，建议在泡脚水中加入艾绒，艾为纯阳之物，方法也很简单，取 1 根艾条（药店都可以买到，大约 1 元钱 1 根），将外层包裹的纸撕掉，取出艾绒，用干净纱布把它包好，将刚刚煮沸的热水，注入放有艾绒包的泡脚桶中，等 5 分钟左右，会发现水会变得有些黄褐色，且会闻到明显的艾绒香味，这时应将艾绒包取出，注意不要烫到手，然后加入适量冷水，调整温度到 45℃ 左右，以自我感觉舒适为准，注意水深应至少没过小腿的一半，泡 5 ~ 10 分钟，艾绒包可以反复使用 3 ~ 4 次。

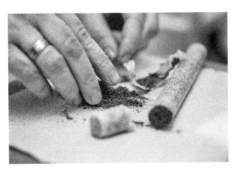

·艾绒

体内很寒的女性，在一开始泡艾绒水的 2～3 天内，会出现大便稀烂的情况，甚至有些人还会出现水样泻，此时请不用担心，这种泻后会感觉很轻松，并不会有像平时腹泻后出现的虚弱不适症状，因为这其实是体内寒湿排出的一种表现。

如果感到明显的小腹不暖，有些朋友甚至到了夏天，小腹部依然冰凉如水，这就是中医所说的"宫寒"的典型表现，可以每天坚持用艾条艾灸肚脐下 3 寸处（除拇指外，其余四指并拢后的宽度就是 3 寸）的关元穴（子宫就位于其后）。具体方法：点燃艾条，用艾条的温热熏关元穴位处，艾条与关元穴之间的距离，一般为 2～3 厘米，也可根据自我感觉进行调整，以感觉温暖而不觉灼热为宜。另外，还可以采用子宫熏浴的方法温暖子宫，治疗宫寒。具体操作方法：将艾叶 50 克、益母草 50 克、蒲公英 30 克用布包好，加水 5～6 升，放入大锅中煎煮，待水开后，再煎煮 10 分钟即可。然后，将热的药液注入干净的盆中，先用含药的热气从外阴处温熏子宫 5～8 分钟，之后用干毛巾擦干外阴处的水汽，操作过程中注意防止烫伤。待药液自然冷却到可以坐浴的温度（请注意千万不要加入冷水），坐浴 5～8 分钟，最后用毛巾拭干身体。夏季采用子宫熏浴的效果最佳，因为夏季是自然界阳气最盛的时候，这时熏浴还能借助到自然界的热量，仲夏时节坚持 15～30 天，能彻底改善宫寒状况，而且能明显改善气色与肌肤状况，有极佳的美容效果，还有提高性欲、助孕的功效。

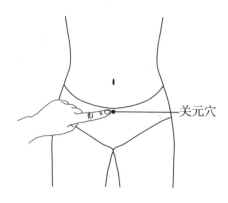

关元穴

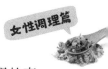

　　女性属阴，根据天人相应的原理，女性会受自然界最大的属阴的事物——月亮的影响。正常的月经一般是 1 个月来潮 1 次，遵循着月亮的规律，这个规律要求按期而至，所以月经又被称为"月信"。月有阴晴圆缺，女性这条额外的血行通道也遵循自然界的月规律，满则泄，每月盈满 1 次，就出现排血，然后再重新开始汇聚。因此，女性在生理期前是这条通路最盈满的时候，此时会出现乳房发胀、变大，小腹会膨满、有胀满感，然后满则泄，于是经血就排出；当女性孕育胎儿时，不再有月经排出，一方面血聚于子宫给胎儿提供营养，另一方面血聚于乳房为哺乳做准备，所以孕妇的乳房会胀大。每个月经血的排出，虽然是个失血的过程，但其实对于保证女性生殖系统健康有重要的作用，实际上也是排出生殖系统的"废物""垃圾"，是进行自我清理的过程，正常的月经颜色应该是暗红色，这是生殖系统的一次新陈代谢，所以，女性在月经刚刚结束后，是一个月中皮肤最柔嫩、光滑、有光泽的时候。十月怀胎生产后，产妇排出的恶露经血，则相当于女性生殖系统的一次"大扫除"。但从 20 世纪 90 年代开始，在中国的各大城市里，丁克家庭不断涌现，越来越多现代职业女性都加入了"丁克"一族的行列，这也就意味着放弃对女性生殖健康意义重大的一次自我清扫的"大扫除"，现代调查发现，未生育女性中子宫肌瘤、子宫内膜异位症、卵巢良性肿瘤及卵巢癌的发病率明显高于生育过的女性，甚至连更年期都比生育过的女性来得要早。所以，对于女性而言，要保证生殖健康，应保证好每月 1 次的"小清扫"月经，以及一生至少 1 次的"大扫除"——产后恶露的排出彻底、顺畅。

　　要使恶露、经血排出顺畅，有几点需要注意。

　　1. 血得温则行，因此保持身体、子宫、乳房温暖很关键。

　　2. 经血的溢泄还需要靠肝脏的疏泄功能来激发、调整，具体内容请参见本篇中的"逍遥散与肝司疏泄理论"，而肝司疏泄的功能与心情是否舒畅关系非常密切，所以当女性情绪抑郁、不稳定及焦虑时，也会影响到经血的正常溢泄。

　　接下来谈一下女性在月经、孕胎、生产及哺乳这 4 个特殊时期，应该如何保养。

1. **经期**　正常的月经应有以下特点：周期准，色先浅后渐渐加深，最后几日颜色应淡，颜色加深时应该是暗红色，不应有明显异味。在这一时期，应该特别注意保暖，不要吃一些生冷、冰冻食品，如果有小腹冰冷、痛经，可以用热水袋热敷。如果这时候受寒，则会因"血得寒则滞"，出现经血排出不彻底的情况。长期经血排出不畅，容易导致女性生殖系统出现"废物""垃圾"的堆积，女性会出现黄褐斑、乳腺增生、子宫肌瘤甚至是恶性肿瘤。所以，中医认为，"月水贵流，不贵滞"。在经期，女性可以喝一些红糖水，对一些痛经、经血有血块的朋友尤其适宜，红糖性温，具有补血、健脾、祛寒及活血化瘀的作用。月经结束后，建议应补血以弥补生理性的失血，可连续服用阿胶或四物汤3天（具体方法参见本篇"四物汤与肝藏血理论"的相关内容），也可以服用红枣龙眼羹等补血食品。另外，还有一种在月经期就可以服用的补血食物——黑米粥。黑米具有很好的补血作用，被称为月米、补血米。具体方法：将黑米洗净，浸泡48小时后待用，根据自己的喜好，可选择加入花生米、龙眼肉及几粒大枣，然后加入水，用电饭煲煲成软糯的粥。一次可以煮足够的量，放入冰箱，经期每日早上，取出适量，加热后，加入适量红糖食用。

2. **孕期**　关于孕期调理，在此处只强调两点。一是不宜过热，不要过多食用一些煎炒辛辣的食品；二是孕妇一定要保持心情愉快。

3. **产后**　产后调理，我们俗称"坐月子"。中医非常重视这一时期的调理，就像上面提到的，生产后，女性需要将污血恶露排出体外，持续2周左右时间。这是女性一生当中最大的一次"大扫除"，也是最重要的一次新旧更替的过程，月子调理得好，生小孩前患上的很多疾病可以在这期间得到治愈。但是，由于女性分娩期间和产后大量失血，这也是女性身体最虚弱的时候，这个时期调理得不好，很容易落下病根，而且坐月子期间得的病可能会伴随一生，除非在下一次生产后调理得当，才有可能治愈。

中医讲"产后宜温"，温才能促进恶血的排出，帮助尽快完成新旧更替，使产妇恢复健康。因此，在坐月子期间，产妇应尽可能不要接触生水，所谓生水，指的是没有煮开的水。产妇喝的、用的水（包括刷牙、

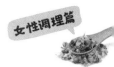

洗手、洗澡等）都必须煮沸后放凉至温热，千万不能掺入冷水。为帮助产妇身体更好地散去寒气、温暖过来，用于清洁的水，可以用艾叶、生姜煮过的水。月子期间，尽可能要求产妇先不要洗头、洗澡，至少是前3周不要洗，可以通过生姜片擦拭来帮助清洁身体。为了更好地帮助瘀血恶露排出，产妇在产后两周内可服用一些红糖水、黄酒煮蛋、生化汤（具体参见本篇"生化汤"相关内容）。

产后妇女身体虚弱，比较容易出虚汗，有些人吃东西会出汗，睡觉会出汗，连躺着不动也会出汗，有时候甚至把衣服、被褥都弄湿了，好像整个身体都被"打开"了，这时外在的风寒很容易乘虚而入，所以坐月子期间，头、胳膊、腿及全身都得裹得严严实实的，也不能到室外活动，严禁吹风，连扇子也不要扇。产妇血虚情况明显，坐月子期间，凡是会消耗到血液的活动应尽可能少做、不做，《黄帝内经》中记载："肝受血则能视，足受血则能步，掌受血则能握，指受血则能摄。"可见，看东西及手足运功都会耗伤血液，所以在月子期间，电视、书籍尽可能少看，除了吃饭和上洗手间以外，尽可能不要下地，保持卧床休息，尽可能少抱小孩，不要提重物，否则的话都容易留下病根，称为月子病，到年纪大的时候就会显现出来。在恶露污血排净以后，产妇就应该吃一些滋补的食品，如鸡肉、牛肉、肝脏等，也可以服用一些补血药物。坐月子期间，产妇的食用油最好选用黑芝麻炼制的芝麻油，因为黑芝麻是补益经血的佳品。

4. **哺乳期**　女性在产后 2 ~ 5 天开始分泌乳汁，母乳是婴儿最佳的食品，并且哺乳对于母体也是非常有益的。有句俗话说"使出吃奶的劲儿来"，婴儿的吮吸对于通畅乳腺来说是无法替代的，并且还有助于女性额外的血行通路保持通畅，促进恶露、污血的排出，使子宫恢复正常功能和状态，维护女性生殖健康。哺乳期最重要的是要保持乳汁分泌的通畅，女性可以用温热的毛巾对乳房进行温敷，或用微温的橄榄油对乳房进行按摩。尤其是一些因故不能亲自喂奶的女性，更要注意保持乳腺的通畅，要把积存的乳汁及时挤出，并做充分的乳房按摩等。由于乳汁为血水所化，对于哺乳期的女性来说，增加营养也是非常重要的，猪蹄、花生、鲫鱼等食品可以相应多吃一些。

此外，由于肝藏血，肝为血脏，血对女性而言至关重要，所以中医有"女子以肝为先天"的说法。肝功能的正常对于女性来说很重要，凌晨01:00—03:00是肝经当令的时候，"人卧则血归于肝"，人只有休息时，肝藏血才充分，才有助于肝血的调养，所以睡眠，尤其是凌晨01:00—03:00熟睡，对于女性养血很重要。

中医学非常关注女性的健康，很多名方成药都是用来调养女性身体或治疗妇科疾患的。本篇主要介绍了养血的四物汤及其类方，促进血液运行顺畅的逍遥散类方；助产后排瘀血、生新血的生化汤；祛除瘀血积聚的桂枝茯苓丸。

四物汤类方

中医针对贫血和失血有着自己的一套办法，针对突然失血造成的贫血，中医会通过调动人体自身的后备血库——肝来补血。肝具有藏血的功能，当人体外周循环血量不足的时候，可以释放肝内贮藏的后备血液，所以在失血不太多的情况下，可以调用自身的血液。四物汤就是这样一个可以帮助调动肝中所藏的后备血液，使其发挥营养作用、改善机体血虚状况的方剂。它是中医补血的基本方，出自唐代蔺道人所著的《仙授理伤续断秘方》，方剂组成如下。

当归 10 克，川芎 8 克，白芍 12 克，熟地黄 12 克。

——《仙授理伤续断秘方》

后世医家在这个补血基本方的基础上，不断发挥，增加了桃仁、红花这两味药，最后在清代的《医宗金鉴》中正式定名为桃红四物汤。

四物汤是治疗血虚的基本方，由当归、川芎、白芍、熟地黄四味药材组成，其中以当归、熟地黄为主药。当归这味药很多主妇们都很熟悉，家里有时会拿它来煲汤，民间认为它有很好的补血力，一些大家熟悉的女性保健品中也都含有它。实际上，当归的生血能力并不是很强，但它又确实可以纠正人体的血虚状况，这是为什么呢？接触过当归的朋友们都知道，当归的气味非常浓烈，隔着很远就能闻到，能将自己的气味发散得这么强烈，说明它的走散之力特别强大，而相对补益的能力就有限了，所以古代本草明确地指出"当归过于辛温，行血之功有余，生血之功不足。"当归能纠正血虚症状，最关键之处就在于它能行血，引血归其当归之处，当身体某个部位缺乏足够血液滋养了，当归则能引血归于此处，这也是当归这味药药名所要揭示的关键。此外，我国台湾的一位中医师——皮沙士先生更是说出当归是让我们身体内后备血库在碰到紧急情况放出贮藏血液的关键的"钥匙"，有了这把钥匙，我们在遇到突然失血、血虚的情况下，就能让我们借出身体的后备血库中所藏的血液，并将血液运行到最需要它的地方，去修复身体因为血虚而出现的各种损伤。

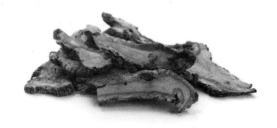

·当归

中医理论认为，肝藏血，肝是我们人体的后备血库，这一理论也被西医学所证实，现代解剖学发现人体肝脏是由一个被称为"肝血窦"的结构单位构成的，里面藏有丰富的血液。

那么肝藏血的作用是什么呢？《黄帝内经》中记载"人卧血归于肝"，也就是说人在安静休息的状态下，暂时用不上的血液就要流入肝脏这一后备的血库中贮藏起来，著名的《黄帝内经》注家王冰更是明确指出"肝藏血……人动则血运于诸经，人静则血归于肝脏"，这就说明当外周需要一定的血液以提供正常功能需要时，比如人体运动或情绪激动时，血液可以从它的后备血库中释放出来，运行于血脉，循行于周身，发挥它的作用。现代研究发现，人体在静卧时，肝脏可增加25%的血流量，正常人一旦急需用血时，肝脏至少可提供1000～2000毫升血液，以保证足够的心排血量。

当人体出现血虚的状况，应该怎么办呢？首先需要说明的是，中医所说的血虚和西医学所讲的贫血不是完全一样的概念。西医学中所谓的

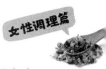

贫血，主要指血中血红蛋白含量、红细胞数量的下降等；而中医并没有应用显微镜技术，没有办法对血中红细胞、血红蛋白进行计数，所以它所指的血虚，主要是指外周的组织器官没有得到足够的血液，从而呈现出虚弱不足的一系列症状。比如在上的头目没有得到充足的血液滋养而出现眩晕、眼花、眼睛干涩及视力下降；脑部没有得到足够的血液，进而影响思考与记忆力，出现反应迟钝、健忘等症状；四肢末端没有得到足够的血液滋养，会出现肢体麻木，指甲变淡、变脆等症状。实际上，在中医判定的很多血虚的状况下，用西医学的检测手段来看，并不贫血，但实际上此时患者已有或多或少的身体不适感了。好了，我们还是回到问题的本身，当中医判断一位患者处于血虚时，该如何进行调治呢？

我们都知道，中医并不像西医那样能够直接输血，血细胞本身的生成也需要一定周期，所以中医的做法其实是在利用人体本身。人体是自然造物所化，奥妙无穷，它本身就带有后备血库以备不时之需，所以这时只需要开启肝这一血库，将血液运行到它该去的地方，运行到需要它的组织器官，以发挥血液的滋养作用，纠正血虚的各种症状，改善并治愈身体的各种不适感。当归的补血作用主要就是利用它能启动肝这一血库的特点，使得血库中的血液能够进入血液循环，去滋养那些缺血的组织，改善和治疗血虚病症。

川芎，味辛，能散气，血液的运行是需要气来推动的。所以，它能辅助当归进一步释放肝中血液。但是，后备血库中的血液也不能毫无节制地拿出来使用，所以需要对当归释放血液的能力进行控制，这个控制力量就来自四物汤中的白芍这味药材。《本草求真》中记载："气之盛者，必赖酸为之收，故白芍号为敛肝之液，收肝之气，而令气不妄行也。"这就是说，当肝气外散较盛的情况下，需要用酸味的药，白芍就是典型的酸味药，能够收敛肝气，收摄肝血，防止当归过度释放血库中的血液。

那么，四物汤是不是不能生血呢？不是这样的，四物汤的生血作用主要依靠一味药——熟地黄。熟地黄这味药我们应用的是地黄的地下根茎，地黄的地下根茎比较发达粗壮，地上部分相对较小，它能够把全身的大多数精华都转化成地下的胖胖的根茎。另外，我们前面也提到过，据古代本草书记载，地黄能够吸收土地精华，凡是种过地黄的土地，土就会焦枯，要经过十年的修复，这片土地才会"转甜"，也就是说，只有十年后，这片土地才可以重新用来种植地黄。所以，这味药物又被称为"地髓"，这个名字取得很有趣，说明地黄能得到土地的精华。脾属土，脾胃所消化吸收的营养物质是血液化生的物质基础，地黄得土之精华，这一方面符合在中医血液生成中，地黄能使人体得到更多的脾胃消化吸收所需的营养物质；另一方面，精华由肾所藏，地黄能吸收并收藏土地精华，说明它能加强人体肾藏精的作用，所以中医可以用地黄来填补肾精，而肾中所藏的精华与肝中所藏的血，可以相互地转化，在肝血不足的情况下，肾精可以化为肝血。由此我们可以看出，四物汤内当归是将肝中所藏的血拿来使用了，同时又依赖熟地黄化生肾精，转化肝血，弥补后备血库的不足，配合得可谓天衣无缝，这也可以看出古人组方思路的严谨。

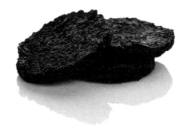

• 熟地黄

中医理论认为，女性以血为用。女性一生中有很多生理性出血，很容易出现血虚，所以补血成为女性养生的第一要务。这也是四物汤几乎成为妇科"专用方"的重要原因，大多数调理月经的方药都是在四物汤的基础上加减出来的。

实际上，从中医理论来看，血属阴，阴是主静的，血本身是不能自我运动的，要靠气的推动血才能动。从西医学也可以看出这点，如果没有心脏的搏动，血液就会停止运行。与男性身体比较，女性身体的气不足，能量不够，血液运行容易迟缓，容易出现瘀血的状况，这就是为什么后世要创立桃红四物汤的重要原因。

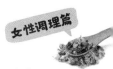

桃红四物汤，是在四物汤基础上加了桃仁、红花两味药。这两味都是中药中活血化瘀的明星药物。

提到桃仁我们就会想起桃花，桃花色偏红，红色入血（同气感召理论），桃仁是果仁，富含油脂，具有润滑之性，入血具有润滑作用，能使运行迟缓或不动的血液运动起来，变成正常血液，这就是活血化瘀的能力。另外，想到桃花，我们就会想起春天，春天万物复苏，生机盎然，且果仁本就是植物生气所钟之处，植物的胚芽就在果仁中发出，由此古人认为桃仁具有生气。入血具有生气，那就有了生血的作用，这是符合四物汤主治的。

中药中有两种红花，一种称为红花，一种称为藏红花或者西红花，这是两种中药，桃红四物汤中用的是红花，不是藏红花。红花是菊科植物红花的干燥花，色红入血，味辛，性温，辛散温通，能行血，具有活血化瘀的作用，故可以使血液运行速度减慢的瘀血能正常运行。古人常用红花的煎汁与童便混合治疗女性在生产过程中胎盘剥脱不了的情况，这其实就是一种活血化瘀能力的体现。红花也有补血之功，古代医家认为红花用量大的时候，活血力突出，而用量较小时则补血力明显，加入四物汤中，如果患者瘀血明显则可稍大量使用，如果血虚更明显则用量应小一些。

由此，我们可以看出，桃红四物汤之所以在众多的活血化瘀药中选择桃仁、红花，其重要的原因就是这两味药还具有生血之功，与四物汤的主治功效保持一致，在这一前提下，加入活血化瘀的作用。

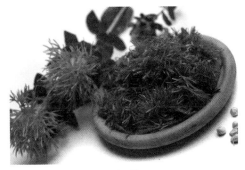

•红花

目前市场上的药店基本没有四物汤的成药出售，但由于它组成简单，大家可以自己在家煲煮，或是请药店代煎，制成真空包装的袋装中药，放在冰柜中保存，服用时则需用微波炉或开水加热。在我国台湾，很多中医诊所都有一袋袋真空包装的四物汤出售。

如果大家能有空亲自煲煮四物汤的话，建议在煎药的水里加入适量米酒，隔水炖煮 1 小时后服用。米酒的作用在于加强当归的行血、引血之力。

适用于四物汤的人群，具有以下特点：体质虚弱，面色较黄，没有光泽，近期有失血史或是女性生理期结束后。

1. **女性调经佳品**　四物汤有很好的调经作用。从初潮、经期、生产到更年期，女人一生有三十多年时间要与月经为伍，女性的月经由血所化，女性的生殖器官——子宫也依赖于血液的滋润和营养，四物汤作为补血基本方，对于保养子宫、改善子宫功能都很有益处，自然也就能调理女性月经。坚持服用本方，对于女性月经无论是推迟、提前，经量增多、减少，或者痛经，都有很好的调理作用。现代女性由于平时工作压力大，经期调理做得不够好，经常会出现各种各样的月经问题，严重的还会影响到正常的工作，如果正确使用了四物汤，就好比给自己请了一位贴身的生殖系统护理专家，从此不再需要担心经期的各种问题了。坚持服用四物汤还可以预防子宫肌瘤、卵巢囊肿的发生，并可延缓女性生殖系统的衰老。

2. **女性美颜上品**　面若桃花是每位爱美的女性共同的追求，好的气色取决于充沛的气血。中医认为，女性的生理特点是有余于气、不足于血，每位正常女性一生都要经历经、孕、产、乳各个阶段，每月月经来潮，易耗血伤气；孕期阴血聚于胞宫以养胎，也会导致相对气血不足；生产过程中又极易耗伤气血；产后乳汁的分泌又系血液所化生，所以补血对于维持女性容颜美丽、不易衰老至关重要。我国台湾的女性非常推崇四物汤的养血美颜效果，不少女明星都是四物汤的忠实拥护者。在女性生理期结束后，服用 3～5 天四物汤，确实有助于缓解身体生理性失血所带来的虚弱。而且，长期服用四物汤的女性，可以面色红润有光泽，皮肤光滑细腻，四物汤可以改善整个血液循环状态，所以能预防色素沉着，防止黄褐斑、老年斑的出现。从年轻时一直坚持服用的话，即使到了老年时皮肤也不易老化。如果想告别黄脸婆的称号，摇身变为桃花美人的话，那么从现在就开始服用四物汤吧。

另外，长期服用四物汤，对于保持头发光泽也很有益处，中医认为

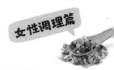

发为血之余，头发是要靠血液提供营养才能保持光泽，所以长期服用四物汤不仅可以使气色变好，还可以防止头发出现分叉、枯黄等现象，使你能保持乌发如云的状态。

3. 外伤、术后或慢性出血症后的调理剂 四物汤最早记载于《仙授理伤续断秘方》这部外科学著作当中，很显然它在外伤出血后要经常使用，是用于调理修复机体的。所以，如果在外伤出血、外科手术及人流术后，或是出现一些出血症状如消化道溃疡及痔疮出血后，均可服用一段时间四物汤，以弥补血液的丢失。服用时间可根据失血量及身体不适程度酌情调整，一般以 7 ~ 10 天为宜。

桃红四物汤的运用

1. 原发性痛经的治疗 月经期下腹部疼痛，没有子宫内膜异位症、盆腔炎、肿瘤等盆腔疾病，纯粹是功能性改变。多见于年轻女性，30 岁以上出现原发性痛经的可能性将大大降低。发作时下腹部痉挛疼痛，或是下腹部坠痛，严重者疼痛难忍，出冷汗甚至昏迷，并可能伴有月经量少、乏力、头晕、恶心呕吐、腹泻及腰腿痛等症状。既往很多人采用西药治疗，虽然具备一定疗效，但用药后副作用较大，部分患者接受度较差。从中医理论来看，不通则痛，而且由于疼痛剧烈，所以属于瘀血引起的不通所致（气滞，即气行不畅，引起的疼痛较轻，通常是胀痛）。月经前，血液下注血海，此时血海满盈将泄，血液最容易发生壅滞，出现"不通则痛"。所以原发性痛经与血液运行不畅、月经无法顺畅排出有关，治疗上应该补血活血。对于治疗时间，最好在每次月经前 3 ~ 4 天服药，抓住时机，因势利导，于经前活血化瘀，能起到事半功倍之效。

2. 崩漏 是一种较严重的月经病。一般以月经大量出血者为"崩"；病势较缓，出血量少，淋漓不绝者（月经超过 7 天以上者）为"漏"。当然，并不是所有崩漏病症都适合使用桃红四物汤，本方适用的是血瘀崩漏。它的特征是出血淋漓不尽或者突然大量经血排出，或者是月经不来数月，突然大量经血暴下，一般这种经血颜色紫暗，常伴有大小血块，下腹部疼痛，而且不喜揉、不喜按，揉按反而会使疼痛加剧，排出大量血块后疼痛会得到缓解（这说明疼痛是由于瘀血引起的不通则痛），服用桃红四物汤对这种崩漏有很好的治疗作用。

但需要注意的是，如果出现大出血的情况，还请及时去医院就诊，迅速止血，以免危及生命。

3. 外伤及手术引起的肢体肿胀　外伤早期及手术后，由于周围组织出现组织液渗出，会引起组织肿胀，而且肿胀会进一步影响血液循环，导致血液回流障碍，局部血液停滞，从中医的角度来看，就是引起瘀血，而这些又会进一步加重肿胀，由于局部阻滞，不通则痛，会出现明显疼痛症状。桃红四物汤是集祛瘀、养血、活血为一方，在四物汤基础上偏重于祛瘀，此时使用能改善局部血液循环，减轻肿胀与疼痛，促进组织修复。可以作为外伤及术后辅助治疗剂。

4. 脑卒中后遗症　脑卒中又称中风，一般是指脑部缺血及出血性损伤症状为主要临床表现的疾病，具有较高的病死率与致残率，患者可出现不同程度的运动障碍（偏瘫）、认知障碍、言语吞咽障碍等后遗症。一项最新的研究显示，有约 8.3% 的中风患者会再次发生中风，这说明中风患者再发生的可能性很高。

由于中风属于缺血或出血性疾病，从中医来看，就是血虚与瘀血，而桃红四物汤具有补血、活血功效，对这种情况具有很好的针对性，经常服用具有改善后遗症、预防再中风的效应。

5. 糖尿病周围神经病变　是糖尿病的一种常见并发症，在糖尿病患者中发生率高。主要是感觉神经受损，表现为肢体疼痛麻木，也可出现四肢温度下降的肢凉的症状。中医认为，糖尿病周围神经病变的发生主要是由于糖尿病患者血液黏稠度升高，血液流速自然就减慢，长期发展会引起神经缺血，出现神经受损，所以还是瘀血引起的血虚所致的病理变化，这显然符合桃红四物汤的主治范围，可以通过服用桃红四物汤来改善或者预防这种病变。

逍遥散类方

"逍遥散"是一首中医名方，也是近年来在民间比较流行的中成药。从这个方剂的名字上我们就不难知道，吃了这个药，能使人没有烦恼，快活似神仙，好不逍遥。这不由得让人想到魏晋名士的着装，衣襟开敞，穿衣袖宽大的袍衫，袒胸露怀，无拘无束，超尘脱俗。中医名方逍遥散就是帮助我们的身体及精神处于一种畅快状态的方剂。要想达到身心畅快，生命的生机就必须条达，而逍遥散就是为疏通条达我们的生机而设的方剂，出自宋朝官方颁布的药典《太平惠民和剂局方》。在逍遥散的基础上后世进行了加减，创立了丹栀逍遥散。方剂组成如下。

逍遥散

柴胡（去苗）、当归（去苗，微炒）、白芍、白术、茯苓（去皮，白者）各30克，甘草（微炙赤）15克。

上药研为粗末，每服2钱（6克），水一大碗（300毫升），烧生姜一块切破（3～5克），薄荷少许（2～3克），同煎至210毫升，去渣热服，不拘时候。

——《太平惠民和剂局方》

丹栀逍遥散

柴胡9克，当归12克，白芍9克，白术9克，茯苓9克，甘草4.5克，薄荷3克，煨姜9克，牡丹皮9克，栀子6克。

——《女科撮要》

　　首先，我们看看中医是如何理解生机的疏通调达的。要理解这个问题，我们先看看自然界生机的调达疏通。

　　我们都知道春季是一年的起始，二十四节气当中第一个节气就是"立春"。而冬季是封藏的季节，有些植物在前一年的冬季地上部分枯萎，但是地下根系仍然存活着，所以到了第二年春临大地的时候，这些植物还可重新生长，这就是"启陈"，也就是将过去暂停的事务重新启动的意思。那自然界的"启陈"是如何发生的呢？首先，春季（春在五行也是属木的）代表自然界的生气，春天"木气"动了，土质开始疏松了，土质疏松后，木气可以透土而出。木气可以向上升展，植物的地上部分就开始生长，这时无论是属阳的能量，还是属阴的物质都可以顺利地进行运输，也就是说这时肥料、水分、氧气都可以非常顺畅地从地下根部输送到地上，树木就可以生枝长叶，开花结果。

　　为了更好地理解木与土之间的这种关系，我们还是举自然界的一些例子吧。有过农村生活经历的朋友都知道，初春，为了使农作物生长良好，农民常常需要耕地、松土，为能帮助水分入渗，防止土壤板结，增加土壤的通透性，使它能松散透气，同时地表有一个松土层的话，能阻止土壤水分蒸发，防止水肥流失，有效加快作物对营养物质和水分的吸收。对于一些非常黏重、板结的土壤，我们松土还要有一定的深度，常常需要 5～20 厘米，为农作物创造一个光照、养分、水分较好的生存环境。这就是"土疏泄"对于"木"的重要作用。

　　有些朋友可能从没去过农村，不了解松土、耕地这些农事活动。小时候您可能都听过或读过这样一个故事，说蚯蚓是农民伯伯的好朋友，这是为什么呢？因为蚯蚓是松土行家，它以土为家，每天在土壤里钻上钻下，使土壤疏松，这样空气和水分可以更多地深入土中，有利于植物生长。网上也曾有这样一则新闻，标题是"难觅蚯蚓松土，作物生长缓慢"，里面就提到"土壤生物如泥鳅、蚯蚓等少了，土壤因板结由'活土'变成'死土'"，这都充分说明了土质疏松对农作物的作用。

　　中医学秉承传统哲学的"天人相应"理论，都是借助对自然的观察来认识人体的。自然界的春天、木，人体的肝、胆，都是属于五行当中的"木"行，它们是同类的东西；自然界的土、人体的脾和肌肉都是属

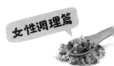

于五行当中的"土"行，它们是同类的东西。上两段所述的对自然的观察，落实到人体的话，就是在说我们体内的木系统——肝，当肝气"动"的时候，可以使脾土系统得到疏通。我们都知道脾胃的功能是消化饮食物，吸收营养物质，并输送营养物质，这实际上说明了肝的生气、肝气的动，有助于脾胃消化饮食物的功能，说明了肝与脾之间，也就是我们体内的"木"与"土"之间的关系。同样，脾土的功能正常，也就是相当于自然界的土质疏松，对于肝气的升达也有重要的作用，因为只有"土疏泄"，才有助于生机的通达。

木气通达的情况下，还能使能量（阳）与物质（阴）顺畅地运行与输布，落实到人体，指的就是肝能够使我们体内的气（能量）、血（物质）、津液（体内正常的水液，物质）运行与输布顺畅。

这个道理，我们一样可以在自然界现象中观察得到，细心观察的朋友会发现，每年都有两次可以看见环卫工人们给城市绿化树修枝，砍去很多枝干、树叶，这是为什么呢？原来树木的发枝能力非常强，尤其是南方一些四季常绿树，如果不进行修剪，树冠会很快变得密不透风，阳光难以穿透，树木就不能得到充分的光照，也得不到雨露的滋养，所以要保持树木枝条的"疏松"，是保证树木得到充分阳光、养料的重要条件，就像俗话所说"小树不修叉，就长不成参天大树"。

比照自然，中医学认为，我们人体内的肝具有激发、促进脾胃消化运动顺畅，并使气、血、津液运行顺畅的作用，这就是"肝司疏泄"。

逍遥散是针对肝司疏泄功能失常，肝失疏泄而设的方剂。丹栀逍遥散则是在逍遥散的基础上加了牡丹皮、栀子两味药，是逍遥散的加减方。

方中的白术、茯苓是用来调整脾胃功能的，是中医经典的健脾药物。健脾的作用有两个，一是肝失疏泄的时候，无法正常激发和促进脾胃的消化运动，必然会导致脾胃功能低下，所以要补脾；二是我们前面所说的，"土疏泄"，才有助于"苍气达"，所以脾胃消化功能正常、健旺，也能促进肝的疏泄功能正常起来。柴胡的作用就像我们前面在讲小柴胡汤（具体内容可参见"小柴胡汤与少阳为枢理论"）中所说的一样，这味药得到自然界初春的生气，能使得"木气动"，其形态上可以发现内部有很多类网状纹孔，有"疏松"的特点，所以它是中药中最有名的"疏肝药"，也就是说它能促进肝司疏泄的作用。当归这味药，在讲到四物汤（具体内容可参见"四物汤与肝藏血理论"）的时候，我们也提到过，当归能将肝脏中贮藏的血液释放出来，并把它运送到血液当归之处，也就是进入血液循环，输送到缺血的组织器官去。

白芍这味药，有非常明显的缓解肌肉痉挛、止痛的作用，我们在前文已经提到，肌肉在五行属土，与脾是同类，中医认为脾主肌肉，肌肉痉挛出现的疼痛，实际上是体内"土"系统不够"疏泄"。很多朋友都有过抽筋的经历，发作时疼痛难忍，尤其是半夜抽筋时往往会把人痛醒，这其实就是肌肉痉挛。在发作时，你可以摸到那块肌肉僵硬，甚至坚硬如石，就像自然界中土壤板结一样，这实际上也是肝失疏泄的一种表现。而白芍能使肌肉松弛，达到止痛的作用，也就是说它能促进肝的疏泄功能。我们再进一步分析，白芍不仅仅能松弛骨骼肌，还能松弛内脏的平滑肌，对内脏平滑肌引起的疼痛（如腹痛）也有止痛的作用。平滑肌痉挛还容易导致血流不畅，白芍在松弛平滑肌的时候，还能使肌肉附近的大静脉也松弛，这样在静脉中瘀结不通的静脉血液便可以被疏通。因此，我们可以了解到当归和芍药都具有促进血液在身体内正常输布、不郁结的作用，发挥了我们上文提到的促进气、血、津液运行顺畅的作用，这也是肝司疏泄功能的体现。由此可见，逍遥散疏肝的作用主要体现在促进脾胃消化功能、肌肉的运动正常以及血液的正常输布方面。

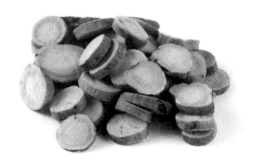

·白芍

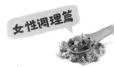

丹栀逍遥散中的牡丹皮、栀子都是清热药。肝失疏泄后，气、血、津液等运行不畅，在体内郁结，能量与物质在局部蓄积，原本不断运动的，变成运动缓慢，甚至停滞，日久，集聚在局部的能量和物质，不动了或者运动迟缓，这时原有的动能就会转化成为热能，这就是中医所说的"郁而化火"。所以，肝失疏泄日久，容易出现烦躁易怒、面赤口干等热证。丹栀逍遥散创立的缘由就是因为肝失疏泄，肝郁化火出现的概率比较高。

再让我们看看方名，提到"逍遥"二字，不由得让人想到庄子的《逍遥游》，全篇倡导人们应摆脱功名等各种束缚，达到没有任何束缚、自由自在活动的境界，这也是庄子所倡导与追求的人生最高境界。所谓"逍遥"就是自由自在、悠游自得的样子。之所以叫逍遥散这个名字，是因为这个方剂能够使人体的脾胃运动，为气、血的运行祛除束缚，能够优游自得地顺畅运行。"逍遥"，又是指心情开朗，快活似神仙的意思，所以逍遥散还能使人保持心情的舒畅。我们都知道，人们运动后常能体验到愉悦之感，而逍遥散能使人体的脾胃运动，气、血的运行保持顺畅，自然也能让人有愉悦之感。这也就是说，其实肝司疏泄的功能，还可以通过调节气、血等能量与物质的顺畅运行，去调节人体的情绪，使人心情舒畅，不郁闷。而逍遥散的名字，也充分说明了这个成药疏肝、调节情绪的能力非常强。

逍遥散、丹栀逍遥散在市场上都有成药销售，剂型主要是丸剂。逍遥丸有水丸、蜜丸、浓缩丸3种，均口服。其中水丸，一次服用6～9克，每日1～2次；浓缩丸，一次服用8丸，每日3次；蜜丸，一次服用9克，每日2次。丹栀逍遥丸为水丸，口服，一次服用6～9克，每日2次。

逍遥散适用人群具有以下特点：性格内向敏感或是平时凡事隐忍，多疑善虑，常常不自主地叹气，易出现抽筋、胁痛或胁胀，尤以左侧明显，女性月经前常出现乳房胀痛甚至有肿块，月经常伴有血块。

丹栀逍遥散适用人群具有以下特点：左脸颊经常发红、发热，脾气急躁，神情焦虑，心烦易怒，口苦，大便干结，舌边较红，女性月经量多、延期。

逍遥散、丹栀逍遥散多用于女性。逍遥散的主要作用除了促进脾胃的消化功能外，最重要的是用于促进血液的运行顺畅。中医理论认为，男为阳，女为阴，男子以气为用，女子以血为用，而且中医还有"女子以肝为先天"的说法，所以此方多用于女性，但是男性只要对症，也一样可以服用。

1. **胃胀、胃痛的调治剂**　很多患有胃病的朋友可能都有过这样的体会，当精神压力很大，或是有些负面情绪，如紧张、焦虑、生气、忧郁和情绪不稳定的时候，就会导致胃病发作，出现胃痛、胃胀、嗳气、反酸，甚至恶心、呕吐等症状；还有些朋友可能不会出现明显的胃痛，表现为胃部闷胀，吃完东西后更明显，容易出现打嗝，不过每次打完嗝后，胀闷不适的感觉就会减轻一些。显然这种胃胀、胃痛是由于胃肠运动不顺畅引起的，打嗝属于身体的一种"自救"行为，是身体试图激发与顺畅胃肠的运动，但这种力量是有限的，所以仅仅在打完嗝的较短时间内胃胀会得到缓解，很快又恢复原状了。实际上，这一类患者还常常放屁较多，道理和打嗝一样，也是身体的一种"自救"行为。再考虑这一类患者胃病发作原因，与情绪不舒畅有关，显然是肝司疏泄的功能不足引起的。可以由情绪因素导致发作的胃病，常见的有慢性浅表性胃炎、慢性萎缩性胃炎、胆汁反流性胃炎、胃溃疡及十二指肠球部溃疡等。患者可以服用逍遥丸进行调理，对于有焦虑情绪特征的患者，可服用丹栀逍遥丸。由于胃病多为慢性疾病，所以服药时间要稍长，即便长时间没有发作，也不可以停药，一般需要坚持 3～6 个月的时间。在服药期间，患者还需要尽量保持心情愉快平稳，避免紧张焦虑，这样才能稳定疗效而不使病情反复。

另外，值得注意的是，胃病很容易影响人的情绪，让人沮丧提不起劲儿来，研究表明：非情绪因素导致的慢性胃病患者，出现焦虑和抑郁症的概率，比一般人高出 3 倍以上。所以，建议慢性胃病患者都应该坚持服用一段时间逍遥散，既对脾胃功能有益，又能防止肝失疏泄导致的情绪抑郁。

2. **胁痛、腹痛的调治剂**　逍遥散可以用来治疗胁痛和腹痛。中医认为，胁部，尤其左胁部，是肝胆所主的位置，腹部是脾所主的位置，不

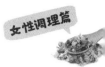

通则痛，所以疼痛表明气血运行不通畅。逍遥散本身就是用来调理肝脾、促进气血运行的，所以对于胁痛、腹痛都有治疗效果。但是建议还是应先去医院就医，排查腹部各种脏器疾患的基础上再使用。如果胁痛、腹痛伴随情绪不舒，患者常不由自主叹气，使用逍遥散效果更佳。

3. 帕金森病的辅助治疗剂　帕金森病患者常常由于局部肌肉强直引起疼痛，可以表现为头、腰、肩颈、四肢等部位的疼痛，而且疼痛还经常影响患者的情绪。这种由于局部肌肉紧张而造成的疼痛，可以通过拉伸肌肉的方法来止痛，把局部疼痛的肌肉逐块拉松，拉完即可缓解疼痛，但效果不能保持很久。这种肌肉僵硬，就是"土不疏泄"，所以可以通过服用逍遥散来改善症状。而且，逍遥散还有助于患者保持心情愉快。

此外，一些经常容易出现抽筋的朋友，除了使用补钙产品外，建议您也可以服用逍遥散。

4. 女性经前情绪障碍的调理剂　很多女性在月经前或月经期容易出现情绪波动，这是众所周知的事实，在这个时期都需要小心翼翼地伺候，所以有人把月经快来了称作"又快倒霉了"，倒是蛮贴切的。实际上大约有 90% 的女性在月经来潮前，身体或者精神上都会有不适感，只是有些人轻微，有些人症状比较严重。有些女性在月经前可以有明显的乳房胀感和触痛感，情绪不稳定，多疑，动不动就掉眼泪，注意力也不易集中；有些女性则表现为焦躁，易怒，动不动就发脾气。

女性经前的这些异常变化，实际上都是由于女性本身的生理特点决定的。女性每个月都需要新鲜的血液汇聚到子宫，去营养子宫，这些血液排泄后，重新开始又有新的血液汇聚于子宫。每个月的月经来潮前，是子宫血液最盈满的时候，所以很多女性在月经来潮前，都可以看到下腹部膨满，同时下腹部有胀满感。中医理论认为，经血的排出依赖的是肝的疏泄功能，因此在每个月月经来潮前，子宫血液最盈满时，也就是生理上血液运行最不通畅，血行最不"疏泄"的时候，所以这时服用逍遥散类方，促进肝失疏泄的功能，有助于改善血行的不"疏泄"所引发的情绪及生理上的不适。建议在生理期前 7～10 天开始服用，直至月经来潮。对于抑郁性情绪变化的女性建议服用逍遥丸，如果是焦虑易怒性情绪变化的女性建议服用丹栀逍遥丸。

5. 女性月经病的调治剂　女性每月经血的规律排泄，最关键的问题就在于血液正常、顺畅、有规律地运行。所以当肝失疏泄，血液的运行就会出现不通畅，甚至停滞，这时女性就会出现闭经、痛经、经血有很多血块、经期推后及月经周期延长等各种表现。如果是肝失疏泄引发的月经病，患者常常会在经前出现乳房胀痛、乳房结块、情绪不稳定等表现。这种月经病可以服用逍遥散，但同样要求在服用逍遥散之前，一定要去医院检查，需要排查生殖系统的器质性疾病。

6. 急性子的调理剂　在生活工作中，我们总是能碰到一些急性子的人，这些人虽然常常都是办事麻利，雷厉风行，但在非常讲究团队合作的现代社会，性子太过急躁的人，常被认为待人不够宽容，对他人要求太高，因此常被认为是不好相处的，团队合作性差。性子急的人容易出现人际关系紧张，而且，急性子的人常常容易被激惹，容易生气发火，这些也有损自身的健康与家庭的和睦。虽说性格是天生的，但服用一段时间丹栀逍遥散，还是有助于改善自己的性格，让自己变得不那么急躁。当然也需要自身在心理上做一些调适，尽可能控制自己的情绪，学会以稍稍缓和的方式表达自己。

7. 抑郁症、焦虑症的调治剂　中医理论认为，肝司疏泄是调控人体情绪最重要的功能，抑郁和焦虑情绪，可以通过调动肝的疏泄功能，使气血调和，达到改善的目的。可根据患者实际情况，选择逍遥丸类方进行辅助治疗。需要长期服药。

俗话说："不如人意常八九，如人之意一二分。"在工作生活中我们经常会遇到不快或委屈的时候，当受了情绪刺激或重大的精神打击之后，可以服用一段时间逍遥散，让药物帮助你"消化"掉这些不良的情绪，以免不良情绪的蓄积，导致一些严重疾病的出现。尤其对于一些患有受不得情绪刺激的慢性病（如高血压、冠心病）患者，可以经常服用逍遥丸或丹栀逍遥丸，调整自己的情绪。

8. 乳腺增生的调治剂　乳腺增生常见于年轻女性，特征为乳房肿块和乳房疼痛，一般常于月经前期加重，月经来潮后减轻；情绪不佳时加重，情绪愉悦后减轻或消失。乳房是肝经经过之处，乳腺管的疏通也受

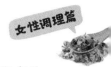

肝的疏泄功能的调控，所以服用逍遥丸类方，有助于治疗此病。患有此病的患者，注意定期前往医院检查。

9. **祛斑药**　人体面部色泽主要依靠的是气血的滋润营养，当气血充沛、气血运行顺畅时，则面色红润有光泽，不会出现色素沉着。女性到了 35 岁以后，由于气血不够充沛，所以脸色慢慢地不像二八年华时那么鲜嫩，开始憔悴、发黄，渐渐向黄脸婆看齐了。此时，有些女性，尤其是性格内向、很少运动的女性，脸上会开始长斑，这多数是由于肝气郁结、气血运行不畅所导致的。坚持服用逍遥丸，尤其是经前 10 天服用，对于改善女性气血运行状况很有帮助，可以预防色斑，对于已有的色斑也有淡化作用。防治色斑的原理就在于通过疏泄肝气，使人体生机通达，气血运行顺畅，色斑其实就是局部气血流通差，导致色素沉着引起的。当然色斑也不是一日形成的，因而要消除它，也需要长期服用，才可见效。

生化汤

生化汤是中医方剂当中被大众熟悉的明星方，很多地方的产妇生产完一定要喝上几剂，它成为一种产后"标配"，是很好的女性产后子宫修复剂。

这首方出自我们熟悉的一位历史人物，明末清初医学家傅山——傅青主，在武侠小说《七剑下天山》里也可以看到这位著名人物的身影。明末清初著名学者顾炎武曾经评价他说："萧然物外，自得天机，吾不如傅青主。"傅青主此人博艺多才，精通医术，著有《傅青主女科》《傅青主男科》《傅氏幼科》，至今流传于世，造福于人。尤其是《傅青主女科》流传甚广，其中的方剂非常灵验，生化汤就出自这本著作。具体方剂组成如下。

全当归24克，川芎9克，桃仁（去皮尖，研）6克，干姜（炮黑）2克，甘草（炙）2克。

黄酒、童便各半煎服（现代用法：水煎服，或加黄酒适量同煎）。

——《傅青主女科》

说起生化汤名字的由来，其实是一个缩写，全名确切地说是"生新化瘀汤"或"生新化旧汤"。这里面蕴含着一个简单而深邃的中医原理，中医认为，"瘀血不去，新血不生"。这个道理很简单，就像我们俗话说"旧的不去，新的不来"一样。瘀血是什么呢？中医又把它称为死血、坏

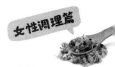

血、干血，是我们体内失去正常运行速度，甚至停滞的血液，这些血液不再具有正常血液滋润营养的作用，反过来还会影响机体内正常血液的运行，以及正常血液的生成。因此，只有把这些"破坏分子"揪出来，身体的自我修复能力才会被激发，产生正常的血液，这就是中医所说的祛瘀生新。

傅青主设立生化汤的初意就是针对女性产后的产褥期。在这一时期，女性由于刚经历过分娩，胎盘与子宫剥脱，创伤面积比较大，急需新鲜的血液营养修复，这也是一种"生新"；另外，由于孕期身体内大量的血液供应子宫孕育胎儿，同时子宫肌细胞也得到足够血液供养，整个子宫肌肉层变得更加温厚、柔软，因此，子宫才可以膨胀、容纳胎儿，胎儿娩出后，子宫的肌肉纤维需要收缩恢复，肌层内的血管管腔狭窄甚至栓塞，这样就形成大量瘀血，而这些瘀血就属于我们前面所讲的坏血、死血，需要排出，这就是一种"化瘀"或者叫"化旧"。如果产妇的自我"化旧生新"能力不强，就会出现瘀血排不干净、产后恶露不尽、产后腹痛等问题，这就需要通过生化汤强化产妇的子宫修复能力。

生化汤是怎样实现这样神奇效果的呢？让我们一起来了解一下它的组成吧。

生化汤组成很简单，当归与川芎的搭配我们现在应该不陌生了，这就是1/2的四物汤，因此它具有四物汤的补血作用，但更强化的是活血祛瘀的作用。为什么这么说呢？首先，在当归的选用上，本方用的是全当归，中医用当归的时候，一般来说，补血用当归身，活血用当归尾，和血（也就是既补血又活血）则用全当归。四物汤用的是当归身，主要是补血；而生化汤则是和血，所以用全当归。另外，四物汤中主要用于填精补血的地黄，生化汤并未采用，却用了四物汤中的川芎这一性善散的"气中之血药"，来帮助血液流通，显然针对的是瘀血。生化汤中全当归、川芎的搭配一方面起到了四物汤的补血作用，另一方面又强化了祛瘀的效应，确实是一种"化旧生新"功效的体现。

对于桃仁此味药，我个人觉得它本身就是一个缩小版的"生化汤"，既能祛瘀，又能生血。

桃仁就是植物桃的种子。我们现在所说的植物种子的胚及胚芽，这些植物的"受精卵"就是在植物的种仁内。这也就是古人所说的"仁是一物所钟之生气"的含义。古人说"夫仁，生气之钟于极内者也。核，其骨也。"这种果核内的果仁，与我们人体骨头内的骨髓的描述很类似，我们都知道骨髓内有造血干细胞，能产生各种血细胞，具有造血功能，因而将果仁运用到机体是否可以激发与它类似的骨髓的造血功能呢？另外，从自然界来看，生机旺盛的春天和桃花之间存在着密切的关联，古往今来，诗人墨客写了无数脍炙人口的关于桃花与春天的诗句，比如"人面不知何处去，桃花依旧笑春风""二月春归风雨天，碧桃花下感流年""寻得桃源好避秦，桃红又是一年春"……桃花也成为春天的一个标志，它是春天生机盎然的一种体现，清代著名医家徐灵胎先生曾说过："桃得三月春和之气以生，花色鲜明似血"，桃仁能入血分，有生气，故而具有补血之效。

《神农本草经》中记载，桃仁是一味标准的活血化瘀药。果仁富含油脂，具有润性，正常的血液具有滋润身体组织的作用，而瘀血则失去滋润作用，且较正常血液更为浓稠，甚至形成固态血块，所以古人也把瘀血称为"干血"，而用桃仁的润性则能"化干物为润物，起死物为生物也"，桃花色鲜明似血，故入血分，又有滑利作用，则能使得血行不滞涩，达到通利血脉、活血化瘀的效应。这就好像生活中自行车骑行一段时间后，车轮转动不灵活了，这时就需要给链条上一些润滑油，防止摩擦和生锈，这样再骑起来就又省力又快了。

接下来是炮姜这一味药了，这是针对产妇的身体状况而设的。新产之时，产妇失血，血中阳气也随之逸散，故身体突然气血虚损，此时最忌寒气。民间俗话说，"胎前一团火，产后一盆冰。"孕妇产后真元大损，气血空虚，故容易处在虚寒状态。这与大失血的人容易出现体温下降、手脚冰凉，是同一道理。姜本来就是温性的，又将其用火炮黑，目的有两个：一方面加强温性，使得它能够温暖产妇身体，温通血脉，防止血脉凝滞、不通而引起的小腹疼痛等症；另一方面，炮黑的目的是使得它能够入得血分，中医有"血见黑则止"的理论，产妇由于体内瘀血，身体自我也有一定排瘀能力，可是又无力将瘀血排净，就会出现产后恶露不尽的出血症状，这也是中医所说的"瘀血引起的出血"，这时候

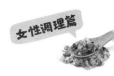

少量炮姜的使用还有防止出血太过的作用。

讲到"血见黑则止"，我还想多介绍一下中医炭药的使用。所谓"炭药"，就是将一些中药炒黑，将其表面炒成炭黑、内里焦黄、部分炭化，但还是要保留药性，这叫"炒炭存性"，因此火候的把握是非常重要的。炒炭的依据是中医的"血见黑则止"理论，炭药一方面能入血分，另一方面涩性增强，能够有收涩的作用。比如女子月经量过多，中医称为崩漏，西医称为功能性子宫出血，这时就会经常使用荆芥炭，就是荆芥这味中药炒炭后使用，一方面保留荆芥本身药性，能疏通肝经，驱散风邪，另一方面又能入血分，达到止血效果。

看到这里，似乎简简单单的生化汤的组方思路剖析完了。其实不然，别忘了，傅青主还告诉我们本方的煎煮方法"黄酒、童便各半煎服"，也就是说传统的生化汤煎煮并不是用水作为溶剂，而是一半黄酒，一半童便。那我们就来说说这两样东西的来龙去脉吧。

黄酒是世界上最古老的酒类之一，属于酿造酒。我们通常熟悉的绍兴花雕、客家娘酒都属于黄酒。它在中医药中有着非常重要的地位，而不是仅仅把它看作一种辅料或"药引子"。

我们看看"医"这个字的繁体——"醫"，实际上，它下面的这个"酉"字就指的是酒，这个字形告诉我们，酒是一种治疗疾病的手段与方式。而这个酒并不是指在宋以后出现的蒸馏酒，也就是我们现在所讲的白酒，指的恰恰是黄酒。在2000多年前中医著名典籍《黄帝内经素问》中就有"汤液醪醴论"这样的篇章，里面提到的汤液和醪醴，是用稻米五谷酿造，用以治疗疾病的两种剂型。清稀液薄的叫汤液（清酒），可作为五脏的滋养剂；稠浊甘甜的叫醪醴（醪，浊酒；醴，甜酒），可作为五脏病的治疗剂。

选用黄酒这种有色酒，有滋养补益作用，它也使得生化汤的药物成分能够更高效地进入血分，发挥补血活血的作用。此外，黄酒经加热后，温通之性得到强化，能更好地散寒祛瘀。

现在广东客家女人在产后还是有吃鸡酒的习俗，也是用的黄酒。具体做法：将拍好的姜块下到油锅，加入上好的客家娘酒，加入鸡焖煮。生产当天为了更好地散寒祛瘀，用的是大公鸡，之后用的是母鸡，以增强补益气血的作用。现在物质丰富，一个客家妇女坐月子，可能要吃掉十几只甚至二十只鸡、几十斤的客家娘酒。这其实和生化汤有异曲同工之妙。

接下来就是"重口味"的童便了。童便指的是12岁以下健康男童的小便，弃其头尾，取中断尿，而且要选用尿液清澈的为佳。为了得到优质童便，男童最好3日内不食荤腥。由于童便是浊物，古人常常用轮回酒、回龙汤等隐语来称呼它。中医认为，童便有很好的化瘀止血的功效，明代著名医家薛己曾说过："予在居庸，见覆车被伤七人，仆地呻吟，俱令灌此，皆得无事。凡一切伤损，不问壮弱，及有无瘀血，俱宜服此。"这段讲的其实就是薛己曾经目睹一次古代的车祸，车子翻了，伤者7名。然后，给伤者进行的处理是什么呢？灌尿。这让我们作为受过科学教育的现代人看来，是多么难以言说的"酸爽"。可是神奇的是，伤者都没事了，无论体质强壮或虚弱，喝了尿，外伤的瘀血都没有了，由此可见童便活血化瘀能力的强悍。在古代，外伤确实经常使用此物，它也是行军打仗必备之品。我们中医界一位已故的泰斗级人物——蒲辅周先生也非常推崇此物，曾经感慨："惜乎世人以秽浊目之，殊不知乃浊中之清，真良药也。产后服之，即产后1、2、3日中，日服两盏，民间一般如是也，诸羔皆息，百病不生。"在妇人产后，童便的使用是非常贴切的，而且方便易得。

由此可见，生化汤无论是药物组成还是煎煮方法上，都在祛瘀生新、推陈致新上大做文章，使得产妇子宫状况可迅速得以恢复。

虚、寒、瘀是生化汤应用的关键指针。

虚指的是气血亏虚，具体表现为体力与脑力的不足，肌肉无力，语声低微，注意力与精神难以长时间集中，脉搏虚弱无力，脉体也不宽，也就是中医所说的细弱脉。寒具体表现为畏寒怕冷，四肢凉，喜欢蜷卧，甚至严重的有些人觉得整个身体就像个筛子一样，外面的寒气可以直接吹到骨头缝里。瘀血主要表现为恶露不尽、血块多、血色紫暗，或者面部有色素沉着、小腹刺痛等。

当然，需要注意的是，如果出现明显的"热"证，比如出现明显体温升高、口渴喜喝冷水、恶露黏稠、颜色鲜红、腥臭异常、小便热赤及

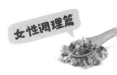

大便秘结等症状时，就要慎用此药了。

生化汤的适应证

妇女产后子宫复旧不全 一般情况下，产妇产后自我修复能力正常的话，10天左右子宫就可以回缩到未孕前的状态，一般45天左右子宫可得到完全恢复。如果产后1个月还是像怀孕几个月似的，恶露一直排不干净（正常的恶露期是4～6周），小腹部仍会出现疼痛，这些就属于产后子宫复旧不全。一般来说子宫复旧能力跟个体体质、生产年龄、次数及产程等因素都有关系。但如果产妇存在以下情况，出现子宫复旧不全的可能性会增高，比如子宫后倾或后屈会影响到恶露的排出，胎盘过大、胎盘与子宫内膜剥离面积过大会增加子宫修复的难度，在生长过程中部分胎盘残留，产妇本身有子宫肌瘤、多胎妊娠以及羊水过多导致子宫在孕期过度膨胀等。产妇如存在以上情况，最好在产后就开始服用一些生化汤，以帮助子宫更快、更好地复旧。

需要注意的是，这里所说的"产后"也包括进行了人工流产及引产术后。

生化汤中"浊物泄浊"的中医理论

中医临床有许多利用腐臭、秽浊之物，激发机体泄浊功能，从而去除体内污浊之物（也就是代谢废物）的治法。这种治法符合中医的治疗理念，因为中医本身就是"治人"，而非"治病"，治疗手段主要是通过激发或强化机体自身功能，使身体自我恢复从而达到治病目的。

《黄帝内经》十三方之一的鸡矢醴方是这一方法运用的始祖。该方用来治疗臌胀，也就是腹水，这一种水毒病症，与中医肾调节水液代谢功能的失调有关。现在也有医者用此方治疗肝腹水，疗效迅速。那么，什么是鸡矢醴呢？其实这个方剂是一种药酒，制作方法也比较简单，用黄酒两斤，炖热后，浸入鸡矢白（约 200 毫升），乘热以纱布绞滤取汁，即可服用。鸡矢就是鸡粪，属臭秽之物。味腐之物属肾水体系，体内有水湿秽浊之物，显然是肾的分离精浊能力减弱所致，人体摄入代谢后的浊物，目的就是激发肾分离精浊的能力，由此，肾藏精泄浊的能力就会得到强化，从而将体内原有的水毒排出体外。为了加强效果，鸡矢白的收集很有讲究。古人强调要取寒冬腊月的鸡粪中色白的部分（肾气应冬）；服药的时间也有讲究，最好是在五更（五更鸡鸣，即 03:00—05:00）时空腹服用。这些用法也是在尽可能调动肾的泄浊功能。鸡矢白不仅可以去除体内水湿浊邪，也可以祛除体内瘀血。

此外，中药中还有用于活血化瘀的五灵脂（一种鼠类粪便）、白丁香（麻雀的粪便），用于祛除体内瘀血与湿浊的晚蚕砂（蚕的粪便），及用于治疗泌尿系统结石的秋石（尿的结晶物）等，都是这一理论的体现。

桂枝茯苓丸

桂枝茯苓丸是一个消除体内瘀血、肿块的常用中成药。女性一生对于血液的使用会比男性多得多，女性体内的血液可谓"劳动模范"，可是再"模范"也有"累"的时候，因此女性也很容易出现血液运行不畅或停滞形成积块、肿块的情况，尤其对于女性的生殖系统来说更是容易产生这种情况。而桂枝茯苓丸就是为了扫清女性体内的这些"懒惰"及坏死血液所形成的肿块、积块而设的，而且此方剂使用很安全。它出自张仲景的《金匮要略》，方剂组成及用法如下。

桂枝、茯苓、牡丹皮（去心）、桃仁（去皮、尖，熬）、芍药各等分。

上药五味，研成细末，过筛混匀，每100克加炼蜜90～110克，制成大蜜丸如兔屎大。每于空腹时服1丸，不知，加至3丸。

——《金匮要略》

女性一生当中，无论月经、孕育、哺乳，无一不是在用血，因此很容易出现瘀血积滞症状。中医认为，女性"以血为主，以血为用"，妇科病症多数与血的生成、运行、功能失调有关，也就是说妇科病症以血证为主。因此，女性的积聚，最容易出现的就是因血液运行不顺畅、瘀血（指运行迟缓的血液或已经离开脉管的血液，中医又叫它坏血、死血）停滞而形成的积块。我们会发现，女性比男性容易长斑，很多女性身上还常会无故出现一些青紫块，几天后便自动消失，而在男性身上这种情况却不常见，这些实际情况都表明女性体内血液很容易运行不畅，以致血液中的一些垃圾无法得到及时清理。中医还有"津血同源"的理论，瘀血还很容易引起津液停滞，产生痰饮，日久也容易形成积块。

妇女怀孕后，血聚于子宫以养胎，这时便需要不断地将血液运行到子宫，为胎儿提供营养。如果妇女本身存在瘀血停滞的情况，形成积块于子宫，或是在血液运行至子宫的通路上有瘀血、坏血，都会影响子宫正常的血液运行，常常会导致胎儿得不到充分的营养，造成胎儿发育迟缓或者停止发育，这时产妇可出现流产或死胎，就像自然界由于淤泥太多导致河道堵塞，变成一潭死水，这死水又怎么养得好鱼呢。这时就需要用活血化瘀药祛除瘀血、积块，用化痰药祛除痰湿肿块，但是由于此时女性处于怀孕期，很多产妇会担忧，此时使用药物消除肿块，会不会影响到胎儿本身呢？

"桂枝茯苓丸"载于《金匮要略》中的妇人妊娠病篇中，用于治疗妇女妊娠阴道出血的先兆流产证，针对的就是因瘀血、痰湿、积块阻滞，导致胎儿得不到充分的血液滋养而出现先兆流产的情况。

由于是孕期用药，所以要注意治疗力度的温和以及治疗手段的和缓。桂枝茯苓丸中所用的活血化瘀药材均较为温和，并没有使用一些方剂中所采用的三棱、莪术这一类峻猛的活血化瘀药，比如方中主药桂枝、茯苓也都不是典型的活血化瘀药。桂枝，色赤，色赤属火，中国文化认为火能消物，古语有"燔木则为炭，燔金则为液，燔石则为灰，煎海水则为盐，鼎水则干"，且桂枝的纹理纵横，好像人身的经络血脉，故能利关节、通脉，心在五行也属火，因此桂枝能入心，心主血脉，桂枝入血，具"火"性，能消除瘀血所结的肿块。

茯苓是生在松树根上的菌类植物，松树这种植物的特点是四季常绿、凛冬不凋，古人认为它具有真阳之性。本来植物的精华在树木生长过程中要发于枝叶的，而现在有部分精华不发于枝叶了，"反旋生气吸伏于踵"，也就是将精华回转到树根，古人把这样一个状态取类比象为"圣人呼吸以踵"的真人呼吸，修真之人的这种呼吸强调的是肾的纳气功能。由此可见，古人认为由松树真阳凝结而生成的茯苓，具有类似肾中真气的特点。而中医理论有"肾为水脏，肾主水"的说法，指肾气是津

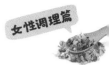

液在体内疏布代谢的主要动力，而茯苓因其产生过程，古人认为它有"无形中炼有形，有形中吸无形"的特点，所以将这一作用发挥到津液在体内疏布代谢的过程中。正常情况下，津液在体内的代谢也需要经历气态、液态的反复循环代谢过程，而这种循环代谢是需要"真气"推动的，一旦真气不足、津液疏布代谢障碍，就会在体内发生停滞，容易产生痰饮等病理产物，而这种痰饮在体内停滞日久、凝结，便会由液态变成固态，如脂肪粒、脂肪瘤、息肉及肿瘤等都可能与痰饮有关。女性子宫内的结块也有这种"水凝"而成的因素，而茯苓显然针对的就是这种"水"凝而成的肿块。

由此可见，桂枝、茯苓两味主药的运用，是直接针对肿块，为消除肿块而设的。

方中用的活血化瘀药，如桃仁，也是非常温和的。桃仁是桃的果仁，桃花是早春三月开放的，代表着自然界春天的到来，得到了春天的生气，同时桃花色淡红，同血色，所以桃仁能入血，果仁含油脂较多，具有滑通的特点，很多人在平时如果多吃一些花生类的果仁，都能达到通便的作用。桃仁入血，所以它能够使血行通畅，可以治疗瘀血这种血行迟缓不通的状态，同时由于得了春天的生气，所以它还能促进血的生成，中医认为其有活血生血的功效，能够起到祛除瘀血，同时不损伤人体正常血液的作用。桃仁是非常适合孕期这种特殊时期的活血化瘀药。

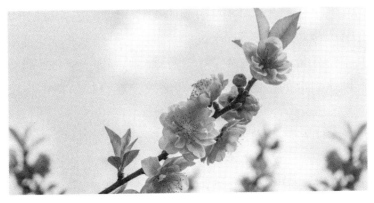

• 桃花

桂枝茯苓丸除了其组成药材药性均很温和以外，在治疗手段上也非常注意和缓。在制剂上，桂枝茯苓丸强调"炼蜜和丸如兔屎大"，蜂蜜味甘，中医有"甘以缓之"的理论，而甘草也被认为是所有药物中甘味最正的一味药，所以在绝大多数中药方剂中都会用到甘草这味药来缓和药性。另外，从剂型上来看，桂枝茯苓丸采用丸剂，中医认为"丸者缓之"，在很多慢性病的长期调治上，中医采用的都是丸剂，这也符合中医长期积累下来的疾病要缓缓治疗的认识。桂枝茯苓丸强调一个"缓"字，旨在通过缓下其症，祛瘀安胎，以期除病而不伤胎元，从而达到《黄帝内经》所说的"衰其大半而止"的效果。

如何使用好桂枝茯苓丸这个安全的"清道夫"呢？

目前，市场上销售的桂枝茯苓丸有大蜜丸、包糖衣或包炭衣的浓缩水丸等，其中大蜜丸每丸重6克，口服，1次1丸，每日服用1次或2次；浓缩水丸每10丸重2.2克，口服，1次6丸，每日1次或2次。

适合用桂枝茯苓丸的人群，往往具有以下特点：患者体格健壮，比较胖，肤色常较晦暗，容易出现色素沉着，身上容易出现青紫块，触摸下腹部常有抵抗感或有明显压痛，尤其是肚脐两旁有抵抗性压痛，甚至可以摸到硬结或是肿块。

1. **子宫肌瘤患者的孕前调治剂** 桂枝茯苓丸本就是根据《黄帝内经》中"有故无殒，亦无殒也"理论为基础创立的祛瘀安胎的方药，用于治疗孕妇子宫素有积块（如子宫肌瘤等）导致的受精卵着床之后，胚胎与母体之间血液运行不畅，致使胚胎发育不良出现的先兆流产。如何判断这种先兆流产现象是由瘀血积块引起的呢？一般来说，女性怀孕后五六个月才会明显感觉到在肚脐以上的胎动，但这种瘀血积块引起或可能引起先兆流产的情况，可能在怀孕3个月就会感到脐上胎动，这多数是由于瘀血、肿块引起的。由于孕期用药必须要谨慎，所以请在医生指导下，由医生来确定是否该服用桂枝茯苓丸。

还有些女性下腹部经常容易出现疼痛或有胀满的感觉，怀孕数月后出现自然流产，去医院一检查，才发现有子宫肌瘤，这时也可以服用一段时间桂枝茯苓丸，以便下次受孕后能顺利孕育生产。

为了使出生的宝宝健康、做到优生优育，很多年轻的备孕夫妇都会

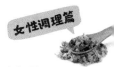

做充分的孕前准备。建议准妈妈们要去检查一下生殖系统，看是否有子宫肌瘤、卵巢囊肿、盆腔包块这些会影响孕期胎儿血供的瘀血、积块，如果有，就先别忙着怀孕，应先服用一段时间桂枝茯苓丸，以消去这些肿块。

再次强调，孕期用药需谨慎，在没有医生的指导下，请不要自己随意在怀孕期使用桂枝茯苓丸。

2. 女性生殖系统肿瘤的辅助治疗剂　中医认为，血为有形之物，当血液运行迟缓或停滞出现瘀血时，这些有形的坏血积聚会形成包块、肿块。由于女性的经、孕、产、乳均与血有关，所以，女性生殖系统相关器官非常容易出现肿块。子宫肌瘤、卵巢囊肿、盆腔炎性包块这些疾病在成年女性中发病率非常高。但是由于桂枝茯苓丸是针对孕妇所创立的，所以它活血化瘀、消除积块的功效较为和缓，力度也稍显不够，有病重药轻之嫌，只能是作为辅助治疗剂，而且也需要较长一段时间服药，甚至是1年以上的时间。另外，对于一些子宫肌瘤、卵巢囊肿患者，如果不愿进行手术治疗，也可以选择先服用桂枝茯苓丸进行保守治疗。

对于一些安装了节育环避孕的女性，上环后如出现腹痛、月经周期不正常、月经量多而且时间长的情况，可能与节育环引起女性子宫血行不畅有关，应及时取出节育环，也可使用一段时间桂枝茯苓丸以改善血行状况。

另外，一些高龄未生育过的女性，由于没有经过生产这个女性一生的"大扫除"，血液中的一些垃圾没得到清除，就比较容易出现生殖系统血液运行不畅的状态，生殖系统的肿瘤发病率会比一般女性要高，建议应经常做生殖系统检查。如果发现经血中血块较多、色泽较暗，也可服用一段时间桂枝茯苓丸。

3. 痛经　女性出现痛经有较大概率与瘀血有关，因为瘀血可导致气血运行不畅，中医理论认为"不通则痛"，女性月经前期是血液盈满于子宫欲泄之时，更加加剧了气血的不通畅，故而会伴随出现明显下腹部疼痛，甚至因疼痛难忍而需要卧床休息，无法进行正常的学习和工作。这种瘀血痛经有以下特点：疼痛常出现在月经期前2～3日，两侧肚脐旁会有抵抗压痛，或是下腹有抵抗压痛，且按压后疼痛加剧，月经色黯，常挟有血块。建议在每次月经前 10 日连续服用桂枝茯苓丸，坚持几个疗程后，便可以从这种长期折磨人的痛经中彻底解放出来。

4. 女性盆腔疾病的辅助治疗剂　女性生殖系统的主要器官均在盆腔内，所以女性的盆腔也非常容易出现充血、瘀血、肿块的情况，这时可以选择桂枝茯苓丸作为辅助治疗剂。女性盆腔瘀血常见于慢性盆腔炎、盆腔炎性包块等疾病当中。患者常常自觉下腹部（肚脐以下的腹部）胀满或疼痛，有时不适感能牵引到腰部和尾骶部，在劳累、性交、排便时可以出现加重。这一类疾病常见于已婚女性，输卵管结扎术或人流术后可引发。

5. 产后恶露期过长的调理剂　产后从阴道内排出的液体称为恶露，它的成分有血液、黏液、坏死的蜕膜组织及细菌等，一般情况下，在 1 周左右血性恶露应该排出干净。如果血性恶露持续 2 周以上，且量多，常提示胎盘附着处复原不良或有胎盘胎膜残留，说明产后子宫复旧不良。这时患者常伴有明显的小腹部疼痛，恶露颜色较黯，有血块。从中医角度来看胎盘、胎膜残留，说明有坏血，也就是瘀血停于体内，中医有"瘀血不去，新血不生"的说法，也就是说不清除掉体内坏血，正常的血液也没办法化生，和这种恶露持续引起的子宫复旧不良也是吻合的。在这种情况下，服用桂枝茯苓丸这种温和的活血化瘀剂对于促进残留组织排出、使子宫尽快恢复有非常好的作用。

其他篇

本篇主要介绍两个中成药。一个是著名的清热解毒、收口生肌的外用药——锡类散；一个是中成药中的急救明星——安宫牛黄丸。

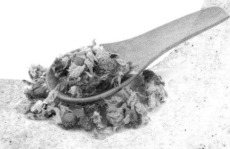

锡类散

锡类散出自《金匮翼》中所引名医张瑞符的方剂，是中成药中著名的清热解毒、收口生肌的外用药。其方剂组成及用法如下。

西牛黄 0.06 克，冰片 0.09 克，珍珠 0.09 克，人指甲（滑石粉制，男病用女，女病用男）0.15 克，象牙屑（焙）0.9 克，青黛 1.8 克，壁钱（焙，土壁砖上者可用，木板上者不可用）。

共为极细末，吹患处。

——《金匮翼》

牛黄具有清热解毒、消肿散结的功效。具体见西黄丸篇。

冰片，又称龙脑香。天然冰片是樟科植物龙脑樟的新鲜枝叶经过水蒸气蒸馏及重结晶加工制成，为半透明，似梅花瓣块状、片状的结晶体，因此也被称为"梅片"。冰片这个名称显然也是因为它是一种白色透明的结晶体，类似冰块的外形特征而得名。现在也有合成龙脑，是用松节油经一系列化学方法、工艺而得。

冰片是一种芳香药，古人盛赞"其香为百药之冠"，气雄力锐，走窜开窍，无往不达。人体的皮肤及组织黏膜都有屏障作用，很多药物的药力很难进入，而冰片经黏膜、皮下组织均易吸收，甚至可通过人体中最严密的屏障——血脑屏障。血脑屏障是脑组织的保护屏障，很多药物根本无法进入，动物研究发现冰片给药 5 分钟就可透过血脑屏障。因此，锡类散中使用冰片可以使其药力迅速透过皮肤、黏膜屏障。

其他篇

冰片，辛香浓烈，辛主散，能引火热之气自外而出，使得局部郁热散去，清凉自来。这也是将冰片嚼在口中慢慢溶化，会感觉到清凉的原因，敷用也会感到其凉如冰。冰片散郁火能力很强，甚至可以透骨中之热，皮肤烧烫伤经常会用到冰片所制的烧伤膏，一方面用它的透皮吸收的能力，另一方面用的就是它这种散郁热的能力。锡类散中冰片的作用也与此类似。

青黛这味药我们可能不熟悉，但提起板蓝根大家就都很熟悉了。其实板蓝根和青黛来自同一个植物，板蓝根是植物的根茎部分，而青黛则是植物的茎叶经加工制得的干燥粉末或团块。提起板蓝根，我们都知道它是清热解毒药，尤其是针对因咽喉部热证出现的咽喉肿痛。而青黛这个药物也有相同的功效，且应了"青出于蓝而甚于蓝"这句话，青黛的清热解毒作用强于板蓝根。

如上所述，我们可以看出在锡类散中牛黄、冰片、青黛这三味药主要是针对热毒的。

象牙屑、珍珠、人指甲这三味药都来自动物，而且它们有个共同特点，就是都有光泽，我们知道人的皮肤黏膜都具有光泽。因此，这三者在锡类散中的重要作用都是修复黏膜，也就是在中药功效中所描述的生肌作用。

壁钱是蜘蛛的一种。体扁，色黑，腿长易脱落，常在墙上织成白色圆形的囊，作白幕如钱贴墙壁间，故被称为壁钱。这种蜘蛛内在的纺绩腺，能分泌黏液而抽丝，在锡类散中也是运用它分泌黏液的功能，具有止血、修复伤口的作用。与上面的象牙屑、珍珠、人指甲三味药具有共同功效。

在锡类散中，象牙屑、珍珠、人指甲、壁钱这四味药主要是用于修复黏膜，具有收口生肌的功效。

锡类散显然是针对热毒引起的局部皮肤黏膜的破损进行治疗修复的，主要用于糜烂或溃疡的皮肤及黏膜病变。

1. **口舌黏膜的糜烂肿痛**　口腔溃疡是内科常见的一种病症，唇、颊及舌缘是常见发病部位。口腔溃疡是自限性疾病，也就是说会自我愈合，但实际上由于发作期口腔进食等原因，不断刺激溃破黏膜，常使得患者很痛苦。而且这种疾病具有周期性反复发作的特点，患者常常会觉得苦不堪言。而锡类散外用除了对于缩短发病时间、使疮口尽快愈合有帮助外，还可防止口腔溃疡复发。

另外，由于天气干燥或上火等因素引起的鼻黏膜破损，锡类散也有很好的治疗作用。此外，其他部位的皮肤破损、生殖器官的黏膜破损等，也可用锡类散进行局部辅助治疗。

2. 化脓性扁桃体炎及咽喉炎　患者出现咽喉疼痛，吞咽时疼痛加剧，疼痛常放射到耳部，患者可能会出现高热、头痛等症状。扁桃体水肿、充血，扁桃体隐窝有脓性物渗出，出现白色、薄而不融合成片并局限于扁桃体表面的伪膜，可使用锡类散作为辅助治疗剂。使用时先漱净口腔，用药粉少许吹在扁桃体脓点上，每日多次。

3. 肛裂　是肛门部位病变的常见疾病，患者表现为肛周裂口创面、肛门部周期性疼痛、排便时疼痛加剧、便血及便秘等症状。由于肛周疼痛患者不敢排便，使得便秘加重，肛周裂口长期不愈合，会使急性肛裂发展成为慢性肛裂。西医治疗主要使用硝酸甘油软膏，但它具有引发头痛的副作用。选择合适安全的方法进行早期控制，以防止其发展为慢性肛裂是很重要的。锡类散对于局部皮肤损伤修复的疗效是确切的，使用的时候可先温水坐浴5分钟后，再用消毒棉签蘸着锡类散涂抹于肛缘创面，稍微涂厚一些，2~3厘米厚。锡类散可有效促进创面愈合、减少出血、缓解局部疼痛。

安宫牛黄丸

安宫牛黄丸可是中药中的明星产品，在中医界内无人不知，无人不晓。学过中医的人都知道它是救命药，主要用于患者神志昏迷时，使人恢复意识，是中医著名的开窍醒神药。安宫牛黄丸造价昂贵，在20世纪五六十年代，人们每月工资只有十几元，但一颗安宫牛黄丸却要120元，当然那时用的是天然牛黄。某销售网站上显示，1972年生产的安宫牛黄丸如今一颗的标价已经到了5万元。这个中医明星药出自清代著名医家吴鞠通所著的《温病条辨》，方剂的组成及用法如下。

牛黄30克，郁金30克，犀角30克（水牛角浓缩粉代60克），黄连30克，朱砂30克，冰片7.5克，麝香7.5克，珍珠15克，山栀子30克，雄黄30克，黄芩30克，金箔衣。

上为极细末，炼老蜜为丸，每丸一钱（3克），金箔为衣，蜡护。脉虚者，人参汤下；脉实者，金银花、薄荷汤下。每服一丸，大人病重体实者，每日二次，甚至一日三次，小儿服半丸，不知，再服半丸 [现代用法：口服，1次1丸（3克），1日1次；儿童用量请咨询专业医生]。

——《温病条辨》

安宫牛黄丸是著名的开窍醒神药，要弄清楚这个药，就首先得弄清楚什么是"神"，中医是怎么认识这个"神"的？所谓神，最粗浅的一层意思，就是指人的精神、意识、思维，由五脏当中具有君王地位的"心"

来掌管的，这一点和西医学的认识有些不一致。据报道有人做完换心脏手术后，性格与术前改变很大，这似乎为中医心主神明的理论提供了直接的证据。这一类的报道颇多，据英国《每日邮报》报道，美国亚利桑那州立大学著名心理学教授盖里·希瓦兹经过20多年调查研究发现，人类的心脏也许有某种"思考和记忆功能"，这可能是一些接受心脏移植的患者突然性格大变、"继承"了心脏捐赠者性格的原因。据统计，每10例接受换心手术的患者中，就有1人会出现性格改变现象。这一切，在西医学的理论中常无法解释，但这一切也一定程度上说明中医学"心主神明"的理论可能是超越时代的理论。

人的精神、意识、思维功能都归由心来掌管，这是与心的五行属性有关的。心在五行属火，相当于自然界中的太阳，夏季。就像太阳照亮大地，烛火照亮房间一样，心——这人体内的"火"，也能给人体带来光明，有了心这个人身之火，我们就能思路清晰，准确地认识世界和判断事物。这让笔者想起希腊神话中普罗米修斯为人类盗取火种的故事，在天神用泥土创造了人类以后，整个人类社会还处于蒙昧状态，人们不知道该怎样使用他们的身体，也不知道该怎样使用神赐的灵魂。他们视而不见，听而不闻，漫无目的地在大地上走来走去。天神普罗米修斯无私地帮助了人类，从天上盗来火种送给人类，给人类盗来了光明，人类学会了使用火，掌握了各种生产技能，从此，人类不再蒙昧。心主神明的本质就是火性光明、化育神明，使人的精神意识活动清明安定。

心是如何发挥主神明作用的呢？《黄帝内经》中"所以任物者谓之心"又是什么意思？也就是说，心具有接受外来信息的作用，心接受了外界信息，并做出正确的判断，给予身体各组织器官正确的指令，表现出来的就是人的精神、意识、思维正常。外界信息又是如何传递给心的呢？这就需要依靠官窍，所谓官窍是身体与外界直接相通的器官，窍有孔穴的意思，是人体与外界相连通的门户和窗口，包括耳、目、口、鼻、舌等。官窍是体内外信息交换的窗口，是体内外物质交换的门户，同时也是邪气入侵或外出的通道。这些官窍能将体外信息传递给心，为心主神明提供基础。一旦邪气侵扰这些官窍到心的信息通路，导致信息传递受阻，心就无法接受外界信息，精神、意识、思维则出现障碍，表现为神昏、烦躁等。

　　常见的干扰官窍到心的信息通路的邪气有3种。①火热邪气。心为火脏（五行属火），它的生理特性是恶热，也就是讨厌热邪，可偏偏热邪最容易侵扰心，影响心主神明的功能，这可真是怕什么来什么。②痰浊。这种污浊邪气最容易导致心浊，影响心的清明，蒙蔽官窍，影响心主神明。③瘀血。血液是神志活动的主要物质基础，心主血脉，心气是推动血液运行周身的主要动力。心气不足时，不能充分推动血液，使得血液停滞或运行迟缓，就是瘀血，瘀血会影响人的精神活动，也就可能影响心主神明的功能。

　　那么，安宫牛黄丸是如何肃清官窍到心的这一信息通路上的热邪、痰浊，重新开启通道，恢复心神清明呢？

　　让我们分析一下安宫牛黄丸的名称，"安宫"用以形容服用该丸药后，能使心"安居其宫"。中医理论认为，心为君主，安居于宫殿，显然安宫牛黄丸治疗的是心受邪。功能障碍，是指无法正确接受外在官窍传递的信息，不能做出正确的判断，甚至压根不能做出判断与指令，也就是神昏、不省人事，这就是心主神明功能障碍。

　　牛黄是一味名贵中药，也是本方的主药之一。它是黄牛或水牛的胆囊结石，呈卵圆形，颜色像鸡蛋黄，质地细腻而有光泽。由于非常稀有，价格有时甚至高于黄金，所以市面上的赝品也很多。古人用来辨别牛黄真假的方法是将牛黄放在舌上，感觉先苦后甜，清凉透心者为真。这一方法，说明了牛黄入心，能开窍（心开窍于舌），且性凉，能清心。

　　朱砂，古人又称为丹砂，是指它颜色赤红，是五行中火的主色，心也在五行属火，是人体内的火系统，所以朱砂能入心。据古书记载，朱砂矿光明外现，采矿人可以据此找到矿脉，从而得到品质好的朱砂矿。朱砂品质判断的标准，也是以光明莹彻、色不黑暗的为上品，品质最好的朱砂被称为光明砂。由此可见，它五行属火，且在火的光明特性方面表现突出，这使得它有调节心主神明的功效，有助于人的精神意识活动清明安定。朱砂外显赤色，但是内含有汞（水银），道家认为汞为真水，朱砂性寒，可以克制心火过亢。

　　犀角，就是犀牛角，由于现在犀牛为全球十大最濒危的稀有物种，犀角已被禁用，因此目前临床上基本是用水牛角替代。相传犀角能辨毒，若到一些虫毒之地，可以用犀角在饮水、食物当中进行搅动，如果出现很多白沫，则意味着有毒，不能食用，如果没有白沫，则无毒，可放心食用。犀角不仅能够辨毒，还能解毒，在古代犀角常被用于解蛇毒、鸩毒等。犀角性寒，古人也把犀角称为"倒大黄"，大黄是泻药，能将体内热毒自上向下泻出，而犀角治火毒是从下及上解毒散热，可将心至头面官窍的热毒散出。此外，由于犀角是猛兽犀牛的攻击利器，因此，中医认为"犀角能解一切诸毒"，取其攻击之义，犀角尖药效最佳，也是因为它最为锐利。由于犀牛是保护动物，我们现在均用水牛角替代，用量稍大，效果也不错。

方中黄连、黄芩、山栀子都是用于清热的药物，可辅助牛黄、朱砂、犀角清心火，主要针对火邪干扰心主神明功能的状况。

雄黄，生山之阳，也就是出自山的南边。雄黄主要为低温热液、火山热液矿床中的典型矿物，还见于温泉沉积和硫质喷气孔的沉积物里，从这些可见它得到的都是自然界中的阳气。雄黄善杀百虫蛇虺毒，其原因在于虺蛇属阴物，而雄黄禀纯阳之气，焚烧雄黄能驱散蛇虫。

雄黄得阳气之正，能破幽暗，具有光明之性。雄黄虽名为黄，但其实雄黄全体呈深红色或橘红色，表面常覆有橙黄色粉末。其中，以颜色鲜艳、半透明、有光泽者习称"明雄""雄精"。古人甚至形容它"赤似鸡冠，光明烨烨"。色赤、光明、阳气之正，这些都是标准的五行中"火"行的特点，另外古人说雄黄能胜五兵，即指的是雄黄能化金、银、铜、铁、锡五种金属。这是典型的火能克金的体现，这也反证了雄黄具有火行特质。从中医理论来看，心就是我们身体的火，这样我们就可以理解安宫牛黄丸这样一个针对心主神明障碍的中成药选择雄黄的原因了。使用雄黄，可使得心重新得光明之相，也就是使得心主神明的功能重新恢复正常。

另外，由于雄黄表面有橙黄色粉末，且名为黄，黄色是五行中"土"的本色，可说明此药具有土气，土能制水，土能解毒，故能针对痰湿蒙蔽心窍、心主神明失常的状况。

郁金，入心，治血病，是行瘀血之要药，在安宫牛黄丸中主要针对的是瘀血阻心，导致影响心主神明的情况。

由此可见，牛黄、朱砂、犀角、黄连、黄芩及山栀子针对的都是火邪，雄黄主要针对的是痰湿邪气，而郁金主要针对的是瘀血。这样也就将干扰官窍到心这一信息通路的邪气一网打尽了。

要安宫牛黄丸实现开窍醒神的功效，除了驱散邪气外，还需要开窍。麝香是本方中这一任务的承担者。麝香，又被称为当门子、脐香、麝脐香。麝是山兽，喜欢吃一些香木、芳草，譬如柏叶之类，香气聚于脐而结成香，这就成了麝香。辛香走窜，自内达外，则毫毛骨节俱开，邪从此而出。一般的香皆生于草木，比如沉香、香草等，而唯独麝香出于精血，是动物药，属于香之神异者，所以被称为诸香之最。麝香的香味非常浓烈，且穿透性非常强，能透入骨髓，这也是很多伤风止痛膏用麝香的缘由。麝香辛温香窜，从内透发，是通关利窍的上品，能起到开窍醒神的作用。

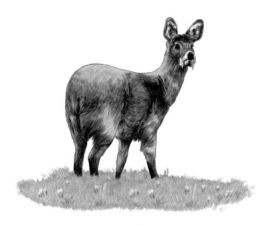

·麝

古代用的鼻烟，就是利用了麝香开窍醒神的功效。鼻烟是在研磨极细的优质烟草中，加入麝香等一些名贵香辛药材，闻鼻烟是依赖麝香及其他辛香物的芬芳之气，达到醒脑提神、驱秽避疫的功效，能开鼻塞、清脑明目。在《红楼梦》的第52回就有这样的描述，晴雯带病补雀金裘，加重病情，头疼得厉害。宝玉便命麝月说："取鼻烟来，给她嗅些，痛打几个喷嚏，就通了关窍。"麝香此药的主要作用是打通官窍到心的信息通路，解决窍闭、神昏的状态，实现开窍醒神的作用。

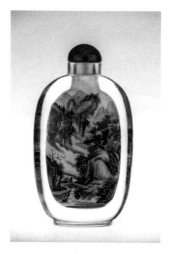

·鼻烟壶

在安宫牛黄丸的组方中，我们还可以看出中医一个重要的调理心神的治疗思路，那就是重镇安神法。所谓重镇安神法，是指用金石、质重类药物治疗心神不宁的方法。方中金箔、珍珠、朱砂及雄黄都是矿石类药物。

要了解这种治法，我们需要做一些解释。心在五行属火，相当于我们身体内的夏季（夏在五行也属火）。夏天是地球将前一年秋冬季贮藏在地下的能量、阳气散发得最彻底的时候，所以这时候能量、阳气浮散在地面之上，气候炎热。我们知道能量对于生命是宝贵的，所以在夏季地球释放能量的时候，就要防止释放得太过，如果太过，天气就会过度炎热，地球就会失去正常的能量的贮备，土壤中的肥料也会越来越少，这样地球上生物的生存就会受到影响。所以，在夏天要谨防能量、阳气释放太过。我们人体也要比照自然，按照自然规律，因此心也怕"太热"，太热的话，就会心气浮散，整个人出现心烦、心慌、心跳过快等心乱气浮的症状，无法宁心静气。现代研究发现，太阳表面的剧烈活动，会引发地磁活动，在地磁活动的日子里，心脏病患者发病或死亡的数字高于地磁宁静期的数字。在夏季，天气如果太过炎热，就是自然界阳气释放太过，会影响人的心，出现心气浮散太过，人们就会常常汗流浃背（汗为心之液，汗出太过，也表明心气浮散太过）、心烦气躁。记得在没有空调的时候，每年夏天都会有一段热得睡不着觉的日子，这也是由于心气浮散，心神太过扰动而引起的睡眠障碍。在心宫不安的情况下，心气也容易浮散太过，这时候用矿石质重药物就可以防治心气、心神上浮过度的情况。

安宫牛黄丸在市面有售，传统剂型是丸剂。现在市面上还有一些安宫牛黄胶囊、安宫牛黄散、安宫牛黄片等其他剂型，可据药品说明书选择服用。另外，清开灵就是在传统安宫牛黄丸的处方基础上经删减而制成的，可见口服液、颗粒及片剂，可酌情选择，并需按药品说明书使用。需要注意的是，服药期间不宜食用辛辣、油腻、荤腥之物，孕妇忌用。如果确实患者体质虚弱，服用安宫牛黄丸时可辅以参汤。

这么一个昂贵开窍醒神的救命药，如何使用呢？

适用于安宫牛黄丸的人群具有以下特点：神志昏迷，牙关紧闭，烦躁，发热且鼻息较粗。

1. **脑出血昏迷的辅助治疗剂**　脑出血是属于我们通常所说的中风的一种。患者会出现突然晕倒、不省人事、躁动不安，高热、呼吸不匀及肢体抽动的脑血管意外疾病症状。意识障碍是大脑弥漫性损伤的表现，昏迷时间长了，大脑损伤就会比较严重，接下来出现的语言障碍、半身不遂等都是由于大脑损伤所带来的后遗症。并且中风病急性期会产生毒性病理产物，这些病理产物，会损伤脑神经，对于后期的神经功能恢复大有害处。安宫牛黄丸一方面能开窍醒神，促使患者意识恢复，而且对于患者语言能力的恢复很有效果，大多数患者连续服用1周后，语言能力都会得到不同程度的恢复；另一方面，安宫牛黄丸能清热解毒，有助于病理性毒素的尽快清除，有益于患者后期的功能恢复。对于脑出血患者早期应用安宫牛黄丸开窍醒神，清热解毒，能有效促进患者神志和功能的恢复。大量临床应用表明，早期使用安宫牛黄丸，能使意识障碍持续时间明显缩短，病死率明显降低。很多脑出血患者都得益于安宫牛黄丸，曾有一位老先生在旅途中突然出现脑出血，幸好随身行李中备有安宫牛黄丸，陪同人员立刻将其用水研碎后灌下去，立即送往医院。连医生都说，幸亏那丸药喂得及时，老爷子才能恢复得比预计好得多。

由于脑出血治疗很强调时效性，一般来说如能在发病 3~6 小时内进行手术抢救，基本上后期神经功能恢复都会比较理想。服用安宫牛黄丸也是如此，发病后用得越早越好，一般来说在发病后 24 小时内服用效果最好。服用时，应用温开水化开（有条件的话，可以用竹沥水研化，加强化痰作用，效果更好）让患者口服。如果患者吞咽反射消失，在医院的话，可利用鼻饲的方法灌饲，如果没有鼻饲条件，也可将其用温开水化开后，用纱布蘸药汁擦舌（心开窍于舌），以达到开窍醒神的效果。

当然，并不是所有的脑出血都适合使用安宫牛黄丸，如果患者出现突然昏倒、不省人事、面白舌青、四肢不温、两手撒开及小便失禁症状，且患者无任何烦躁表现，则万万不可使用安宫牛黄丸。

安宫牛黄丸对于脑出血昏迷的出色疗效可谓享誉海内外，许多来中国旅游的外国朋友也都要慕名买上几颗，许多家庭也会买来放在家中以备不时之需。尤其是有老人的家庭，家里应该备一些安宫牛黄丸，以防万一。

2. 脑外伤后神昏的辅助治疗剂　某主播曾在国外因车祸导致颅脑严重受损，陷入深度昏迷之中，医院经诊断宣布其脑干死亡，认为已无生还可能。当其转回北京治疗后，救治小组尝试着采用中药对其进行治疗。在给其喂下安宫牛黄丸后，奇迹发生了。伤者高热不退的体温下降到正常，各种生命体征竟随着服用中药逐渐恢复并平稳起来。在中药、针灸、高压氧舱等综合治疗下，遭遇车祸 100 天之后，伤者终于恢复了神志，并能开口说话了。对于这个奇迹的创造，安宫牛黄丸可谓功不可没。

对于一些脑外伤后，患者出现的烦躁不安、神志不清、语无伦次及狂躁不安等症状，基本属于中医所说的热毒扰心，影响了心主神明的功能，都可以服用安宫牛黄丸，能明显使患者烦躁不安减轻、言语减少，并能逐渐使其恢复至神志清楚、语言正常、睡眠安静。

3. 病毒性脑炎神昏的辅助治疗剂　病毒性脑炎临床以高热、神昏、抽搐为主症，从中医辨证来看，属于热、风、痰交结，蒙蔽心窍，导致心神不明，出现神志症状，服用安宫牛黄丸能达到快速退热、缩短四肢抽搐持续时间，并使得患者尽快恢复吞咽反射，达到昏迷者早清醒，后期语言功能与肢体运动功能恢复好及后遗症少的效果。

4. 小儿惊厥的辅助治疗剂　惊厥一般多发于婴幼儿，属于常见的儿科急诊病症，发病率很高，可达到 5% 左右。惊厥是一种脑神经功能紊乱疾病，临床表现为高热、突然全身或局部阵挛性抽搐、肢体僵硬，且常伴有意识障碍、说胡话。如果处理不得当，会导致惊厥反复发作或遗留后遗症，影响小儿智力发育和健康，严重的甚至可危及生命。在急症处理的时候，可以尽早给患儿服用安宫牛黄丸，清热解毒、开窍醒神，可防止热毒损伤神经系统，促使患儿尽早清醒，保护脑神经，防止后遗症的出现。儿童用量请咨询专业医生。

此外，夏季在烈日下暴晒或高温作业，常会引起中暑、昏迷，此时也可服用安宫牛黄丸清解暑热，以防止暑热邪气影响心神（暑热邪气从本质上来说就是火邪，火邪易扰动心神，夏季感受暑气，容易出现心烦、中暑、昏迷，这些都是心主神明失常的表现）。